U0293456

非妊娠期慢性盆腔痛
超声诊断学

ULTRASOUND OF PELVIC PAIN IN THE NON-PREGNANT FEMALE

主　编　Juan Luis Alcázar
María Ángela Pascual
Stefano Guerriero
主　审　罗渝昆　汪龙霞
主　译　徐　虹
副主译　郭翠霞　师莉莉
译　者（以姓氏笔画为序）
宋梦洁　栗嘉楠　谌　梅

中原出版传媒集团
中原传媒股份公司
河南科学技术出版社
· 郑州 ·

内容提要

非妊娠期慢性盆腔痛是妇科常见症状，病因复杂，临床诊断困难。本书是唯一一部以慢性盆腔痛这一常见临床症状为出发点，全面系统地介绍了引起慢性盆腔痛的不同病因及其相应超声表现的书，内容包括子宫病变、卵巢病变、输卵管病变、炎性病变及非妇科病变引起的慢性盆腔痛。本书以病例超声图像为主，清晰直观地阐述了各种病变的超声特点，为该复杂病变的鉴别诊断提供了清晰的影像诊断思路。本书适合妇科医师、影像学医师阅读参考。

图书在版编目 (CIP) 数据

非妊娠期慢性盆腔痛超声诊断学 / (西) 胡安・路易斯・阿尔卡扎, (西) 玛丽亚・安吉拉・帕斯夸尔, (西)斯蒂法诺・格雷罗主编; 徐虹主译. —郑州: 河南科学技术出版社, 2022.4

ISBN 978-7-5725-0748-9

Ⅰ. ①非… Ⅱ. ①胡… ②玛… ③斯… ④徐… Ⅲ. ①女性-骨盆-疼痛-超声波诊断 Ⅳ. ①R711.330.4

中国版本图书馆 CIP 数据核字 (2022) 第 032599 号

Ultrasound of Pelvic Pain in the Non-Pregnant Female/ Juan Luis Alcázar. María Ángela Pascual, Stefano Guerriero/ISBN 9780815364979

备案号：豫著许可备字 -2021-A-0151

出版发行：河南科学技术出版社
北京名医世纪文化传媒有限公司
地址：北京市丰台区万丰路 316 号万开基地 B 座 115 室　　邮编：100161
电话：010-63863168　010-63863186
策划编辑：张利峰　梁紫岩
文字编辑：郭春喜
责任审读：周晓洲
责任校对：张　娟
封面设计：吴朝洪
版式设计：吴朝洪
责任印制：程晋荣
印　　刷：河南瑞之光印刷股份有限公司
经　　销：全国新华书店、医学书店、网店
开　　本：710mm × 1010mm　1/16　**印张：**9.5　**字数：**170 千字
版　　次：2022 年 4 月第 1 版　2022 年 4 月第 1 次印刷
定　　价：110.00 元

如发现印、装质量问题，影响阅读，请与出版社联系并调换

主审简介

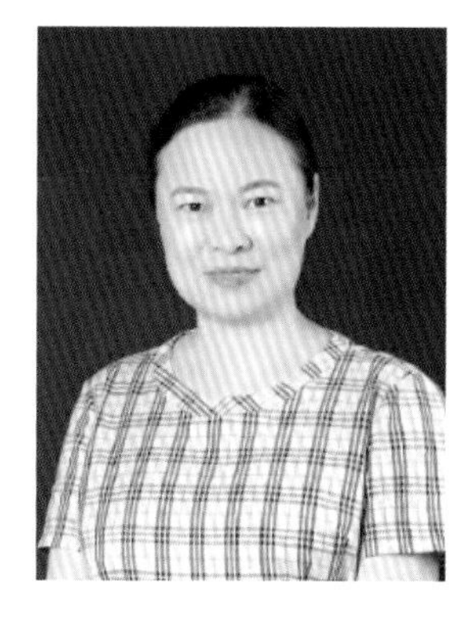

罗渝昆 解放军总医院第一医学中心超声诊断科主任、主任医师、教授，博士生导师。

北京超声医学学会理事长，中国研究型医院学会超声医学专业委员会主任委员，中国医师协会超声医师分会总干事及学科建设与管理委员会主任委员等职。承担国家及省部级课题15项。获军队科技进步一等奖1项，国家发明专利及实用新型专利8项。以第一或通讯作者发表论文80余篇，其中SCI 20余篇。牵头制定甲状腺、腹部超声等指南3部，参编全国高等学校超声医学专业研究生规划系统教材4部、专著8部。获第三届“国之名医＊优秀风范”、解放军总医院“教学先进个人”，中国医师协会“优秀专业基地主任”等荣誉称号。

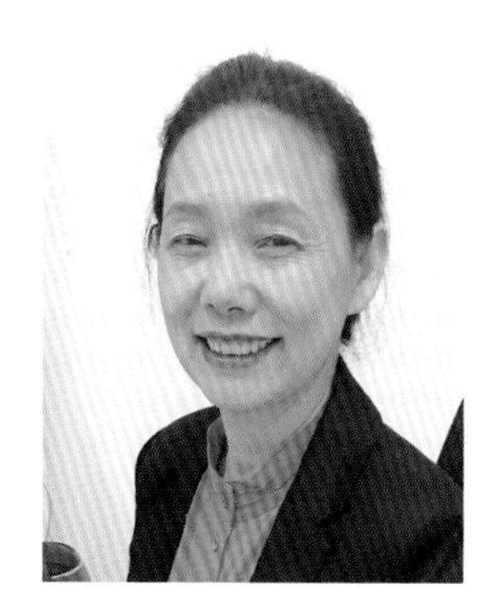

汪龙霞 解放军总医院第一医学中心超声科主任医师，医学博士，硕士研究生导师。

主要任职：《中华围产医学杂志》《中国医学影像学杂志》《中华医学超声杂志（电子版）》《中国医学影像技术杂志》编委，北京市产前诊断技术专家委员会委员，中国医学影像技术研究会超声分会妇产专业学组副组长，中央军委保健委员会第三届会诊专家，ISUOG中国分会专家委员会委员，全国产前诊断专家组成员（第一届），国家卫健委能力建设和继续教育超声医学专家委员会妇产组委员。

主译简介

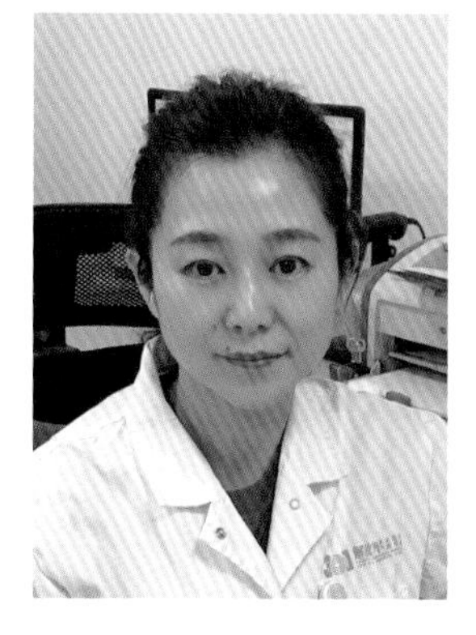

徐虹　解放军总医院第一医学中心超声科副主任医师，副教授。

妇产科学硕士，医学影像学博士，哈佛医学院博士后访问学者，硕士研究生导师。

主要任职:《解放军医学院学报》《解放军医学杂志》审稿专家。中国超声医学工程学会委员，中国医药教育协会产前超声诊断委员会委员，中国民族卫生协会超声医学分会理事，中华预防医学会出生缺陷预防与控制专业委员会产前超声诊断学组委员，北京医学会妇产超声专家委员会委员，ISUOG 中国区青年委员；出生缺陷防控关键技术国家工程实验室防控设备研究部首席研究员。

中文版前言

非妊娠期慢性盆腔痛是妇科高发疾病，目前临床患病率约为28%，已受到全球广泛关注。因其症状表现相似，病因却复杂多样，使其诊断成为临床难点，进而影响其后续治疗时机和方案的选择。虽然2020年美国妇产科医师学会发布了慢性盆腔痛的临床管理指南，但对其定义、发病机制、诊断及鉴别诊断等仍未完全统一，而国内也尚无统一的诊断、治疗指南等方面的相关书籍。

《非妊娠期慢性盆腔痛超声诊断学》是目前唯一一部专门聚焦非妊娠期慢性盆腔痛，涵盖病因学、临床表现、超声诊断要点及鉴别诊断等方面的最全面、最详细、最实用的临床超声诊断用书。通过对本书内容的学习，开阔了我的视野，对该疾病的超声诊断思路有了更深刻的认识和理解，因此萌生了将本书翻译成中文的想法，使得更多的临床医师和超声医师从中受益。

本书由世界著名的专家执笔，对造成慢性盆腔疼痛的妇科病因（子宫内膜异位症、各种妇科肿瘤、妇科炎症及盆腔淤血综合征等）及妇科以外的病因（消化系统、泌尿系统疾病）进行了详细的阐述。介绍了超声（尤其是经阴道超声）在诊断方面的优势和应用，强调了除二维灰阶超声之外，彩色多普勒超声、能量多普勒超声、三/四维超声及超声造影等新技术的临床诊断价值。本书适合作为妇科医师，超声医师的临床诊断实用教材。

本书翻译工作艰辛而繁杂，参与翻译的团队成员牺牲了大量的周末和休息时间，付出了艰辛的劳动，得到家人和合作团队的大力支持。尤其在当前疫情严控的形势下，翻译团队数十次以网络会议的形式逐字逐句校对文稿，付出了巨大的努力。为求更加精准的翻译效果，翻译过程中多次与专家和原作者沟通请教，同时也查阅了大量的文献，最终以高水准的翻译将原著的精华呈现给读者。愿此书对妇科医师和超声医师的临床工作能有所帮助，欢迎各位专家及读者批评指正。

最后，我对全体译者及主审专家表示衷心的感谢！

2021年9月　于北京

原著者名单

Silvia Ajossa, MD
Department of Obstetrics and Gynecology
Policlinico Universitario di Monserrato
Azienda Ospedaliero Universitaria di Cagliari
University of Cagliari
Cagliari, Italy

Juan Luis Alcázar, MD, PhD
Department of Gynecology and Obstetrics
Medical School
University of Navarra
Pamplona, Spain

Jean L. Browne, MD
Department of Obstetrics, Gynecology, and Reproduction
Hospital Universitari Dexeus
Barcelona, Spain

Betlem Graupera, MD, PhD
Department of Obstetrics, Gynecology, and Reproduction
Hospital Universitari Dexeus
Barcelona, Spain

Stefano Guerriero, MD, PhD
Department of Obstetrics and Gynecology
Policlinico Universitario Duilio Casula
University of Cagliari
Monserrato, Cagliari, Italy

Valerio Mais, MD, PhD
Department of Obstetrics and Gynecology
Policlinico Universitario di Monserrato
Azienda Ospedaliero Universitaria di Cagliari
University of Cagliari
Cagliari, Italy

Eleonora Musa, MD
Department of Obstetrics and Gynecology
Policlinico Universitario di Monserrato
Azienda Ospedaliero Universitaria di Cagliari
University of Cagliari
Cagliari, Italy

Anna Maria Paoletti, MD, PhD
Department of Obstetrics and Gynecology
Policlinico Universitario di Monserrato
Azienda Ospedaliero Universitaria di Cagliari
University of Cagliari
Cagliari, Italy

María Ángela Pascual, MD, PhD
Department of Obstetrics, Gynecology, and Reproduction
Hospital Universitari Dexeus
Barcelona, Spain

Alba Piras, MD
Department of Obstetrics and Gynecology
Policlinico Universitario di Monserrato
Azienda Ospedaliero Universitaria di Cagliari
University of Cagliari
Cagliari, Italy

Virginia Zanda, MD
Department of Obstetrics and Gynecology
Policlinico Universitario di Monserrato
Azienda Ospedaliero Universitaria di Cagliari
University of Cagliari
Cagliari, Italy

目　录

第 1 章

良性附件肿块和附件扭转

Juan Luis Alcázar

简介

附件肿块在女性中相对常见。这些肿物多数是良性的。从组织学上来说，卵巢可能是许多不同类型良性肿瘤的起源，也有起源于输卵管的肿瘤（表 1.1）。多数良性肿瘤无临床症状，但其中一些可能会引起症状，如盆腔 / 腹部疼痛、月经紊乱或与占位性病变相关的症状。事实上，附件扭转发生在良性肿瘤较在卵巢癌中更为常见。经阴道超声已被证实是评估附件肿块的最佳成像技术，尤其是由专家进行检查时。本章我们将回顾经阴道超声鉴别起源于卵巢和输卵管的最常见的良性病变类型的价值及目前的治疗措施。我们还将讨论超声在诊断和治疗附件扭转中的作用。

表 1.1　良性卵巢肿瘤的组织学分类

上皮性肿瘤

- 浆液性囊腺瘤 / 囊腺纤维瘤
- 黏液性囊腺瘤 / 囊腺纤维瘤
- 子宫内膜异位症
- 移行细胞肿瘤（Brenner 瘤）

非上皮性肿瘤

- 性索间质肿瘤
  - 纤维瘤 / 卵泡膜纤维瘤
  - 硬化性间质瘤
  - 卵泡膜细胞瘤
- 生殖细胞肿瘤
  - 成熟囊性畸胎瘤（双胚层 / 三胚层）
  - 卵巢甲状腺肿（单胚层畸胎瘤）

其他罕见的良性肿瘤

良性附件肿块：诊断和治疗

浆液性囊腺瘤

浆液性囊腺瘤约占卵巢所有良性上皮性肿瘤的 25%，其中 5% 是双侧的，且多数出现在 40–60 岁。浆液性囊腺瘤的典型超声表现是光滑、薄壁、无回声、充满液体的结构，平均大小为 5~8cm（图 1.1a）。14% 的病例可能会出现分隔，多达 3% 的浆液性囊腺瘤可能会出现不规则的囊壁甚至壁内乳头状突起（图 1.1b）。彩色多普勒评分表现不同，从无血流到囊壁内的中等血流信号。

(a)

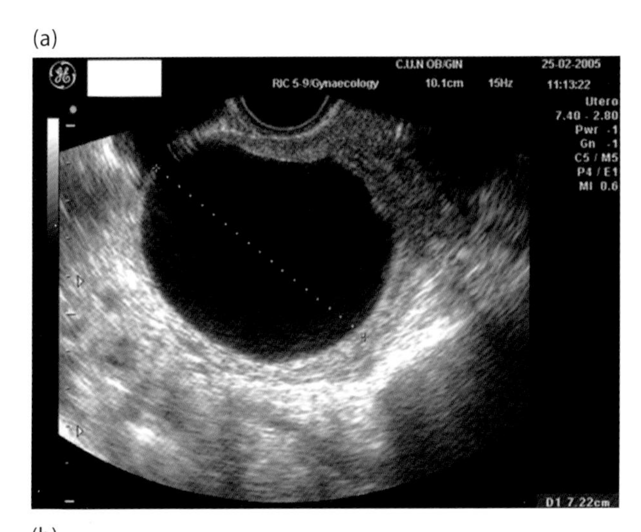

(b)

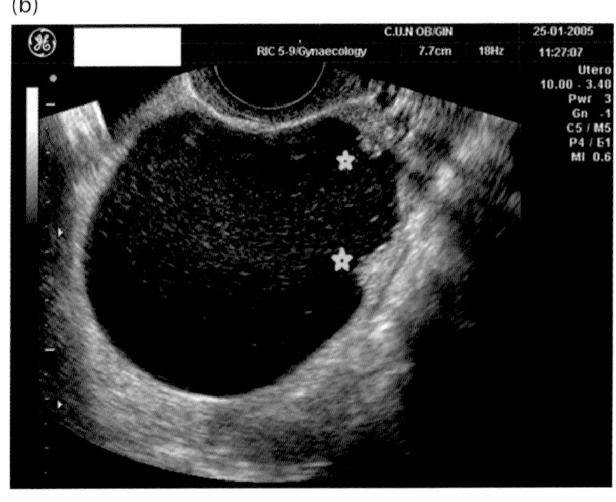

图 1.1　浆液性囊腺瘤

（a）经阴道超声显示符合浆液性囊腺瘤表现的单房薄壁囊肿。（b）在一些病例中，囊壁可能会出现不规则突起（星号）。

黏液性囊腺瘤

黏液性囊腺瘤占所有卵巢良性上皮性肿瘤的 25%，其中 10% 为双侧，且通常出现在 50 多岁和 60 多岁。黏液性囊腺瘤的典型超声表现是多房、壁光滑的囊肿，平均大小为 11cm（范围 3~30cm）（图 1.2）。彩色多普勒评分通常显示无血流或稀疏的血流信号。20% 的病例中可能会出现乳头状突起。Caspi 等描述在病变的不同腔室中回声不同几乎是黏液性肿瘤的特征性表现。

(a)

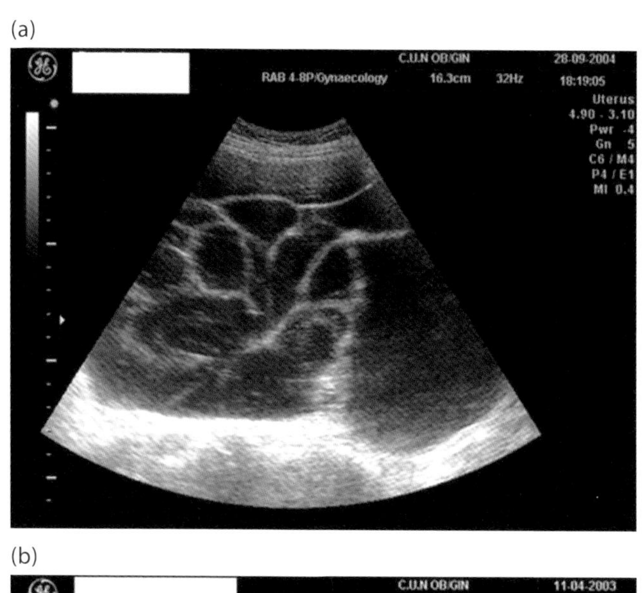

(b)

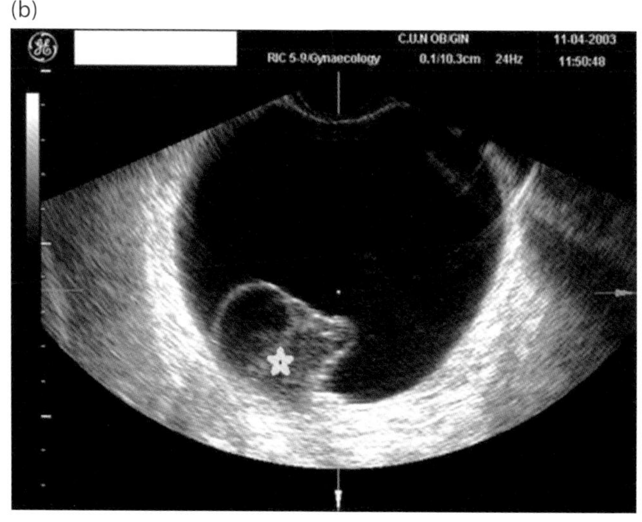

图 1.2　黏液性囊腺瘤

（a）经阴道超声显示一个大的多房囊肿，符合黏液性囊腺瘤表现。（b）在一些病例中，这些肿瘤表现为单房囊肿，局灶区域有多个小囊肿（蜂窝征）（星号）。

囊腺纤维瘤

囊腺纤维瘤是相对少见的卵巢上皮性肿瘤。浆液性比黏液性更常见。最常见的表现是单房 - 囊实性肿块或有一个或两个乳头状突起的多房 - 囊实性肿块（图 1.3）。

子宫内膜异位症

本书的第 2 章详细介绍了子宫内膜异位症。但须了解子宫内膜异位症的典型超声表现是单房囊肿，具有磨玻璃回声（图 1.4）。

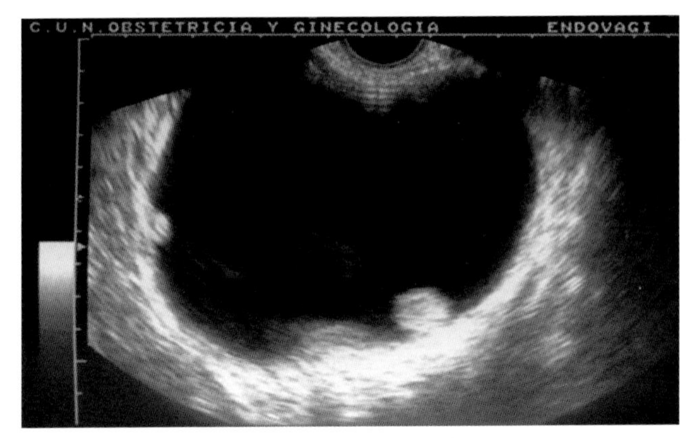

图 1.3 囊腺纤维瘤

经阴道超声显示具有乳头状突起的囊肿，符合浆液性囊腺纤维瘤表现。

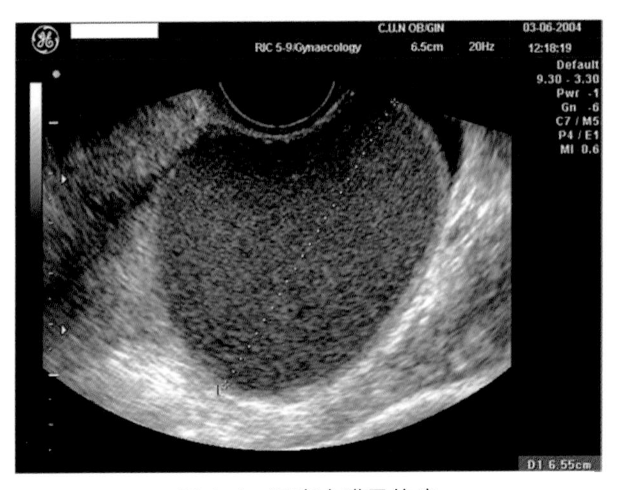

图 1.4 子宫内膜异位症

经阴道超声显示卵巢子宫内膜异位症的典型表现：内呈磨玻璃样的单房囊肿。

Brenner 瘤

良性 Brenner 瘤或移行细胞肿瘤约占所有上皮良性肿瘤的 5%，其中 7%~8% 可能是双侧的，通常出现在 50 多岁或 60 多岁。Brenner 瘤在超声检查中通常表现为多房 - 囊实性或实性附件病变（图 1.5）。大多数病例彩色多普勒血流评分显示没有血流或极少血流，并且多达 87% 的病例中可有钙化。肿瘤平均大小为 7cm。

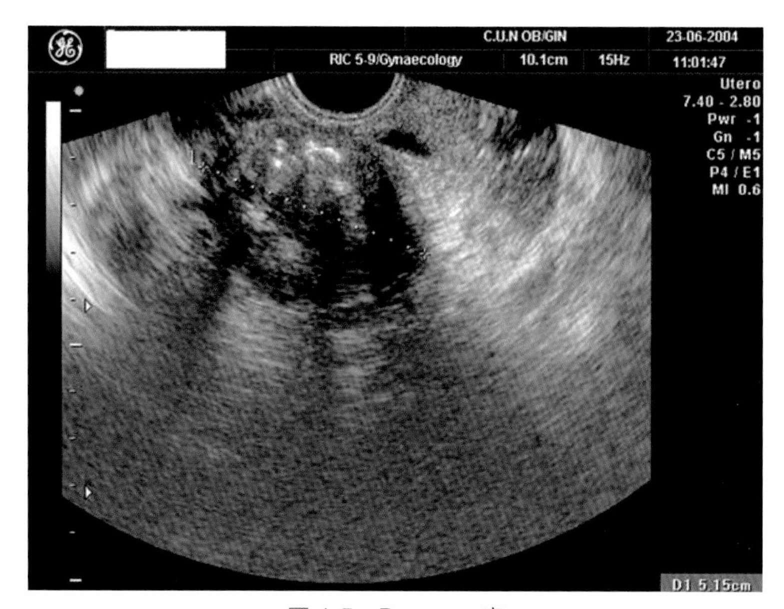

图 1.5　Brenner 瘤

经阴道超声显示边界清晰的实性病变，具有高回声区域和声影，符合良性 Brenner 瘤的表现。

成熟畸胎瘤

成熟畸胎瘤是最常见的良性卵巢肿瘤（25%）和最常见的非上皮生殖细胞来源的卵巢肿瘤（92%）。成熟畸胎瘤的典型表现是混合回声（因为囊内含有不同的成分：骨骼、头发、体液、脂肪）的单房囊肿且有声影（图 1.6）。彩色多普勒血流评分通常没有血流信号。Rokitansky 结节的存在是成熟畸胎瘤的特异性征象（图 1.7）。这是由高密度组织（如骨骼、牙齿或漂浮的毛发）引起的。

卵巢甲状腺肿是一种特殊类型的良性单胚层成熟畸胎瘤。这种肿瘤的特点是存在甲状腺组织。在超声检查中，卵巢甲状腺肿的典型表现是一个多房 - 囊实性肿块，彩色多普勒评分显示中等或丰富的信号（图 1.8）。

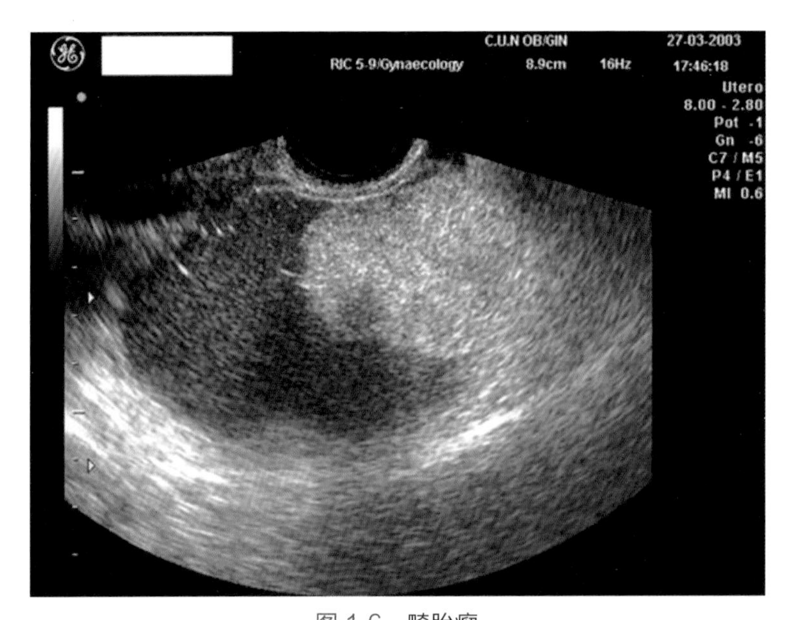

图 1.6　畸胎瘤

经阴道超声显示具有混合回声的单房病变，符合成熟畸胎瘤的表现。

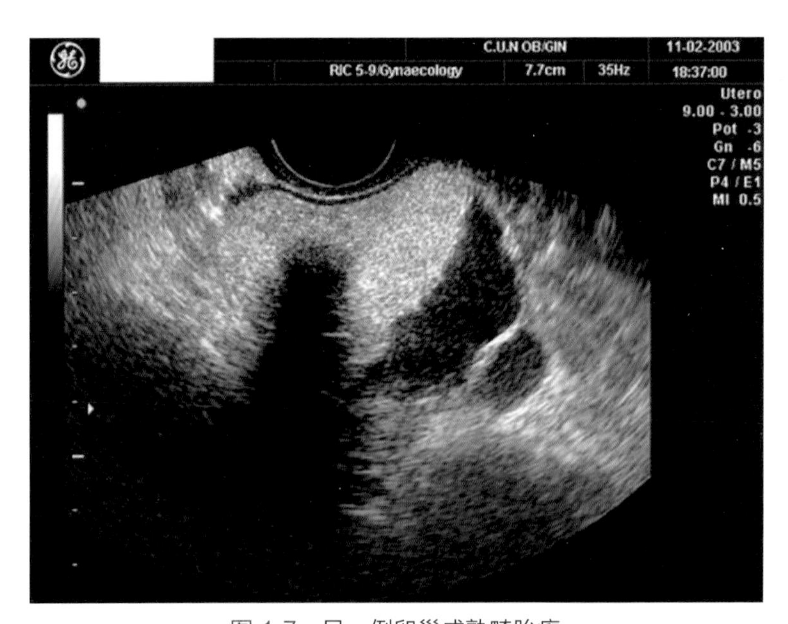

图 1.7　另一例卵巢成熟畸胎瘤

具有混合回声的单房病变，可观察到 Rokitansky 结节产生的声影。

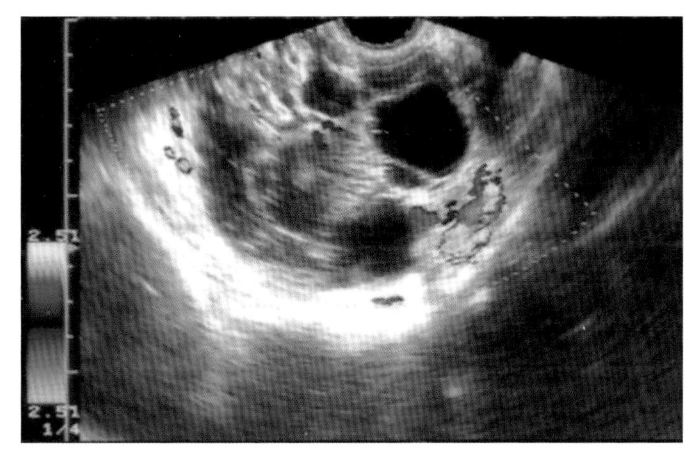

图 1.8　**良性卵巢甲状腺肿**

经阴道超声显示多房囊实性病变，血流丰富，符合良性卵巢甲状腺肿表现。

纤维瘤 / 卵泡膜纤维瘤

纤维瘤是卵巢性索间质肿瘤最常见的亚型，占所有良性卵巢肿瘤的 4%~6%。它们通常出现在围绝经期和绝经后妇女中。卵巢纤维瘤和卵泡膜纤维瘤的典型超声表现是边界清楚的实性肿块（图 1.9）。肿瘤大小平均为 5~7cm，彩色多普勒评分通常显示少量或中等血流信号。1/3 的病例会出现声影。

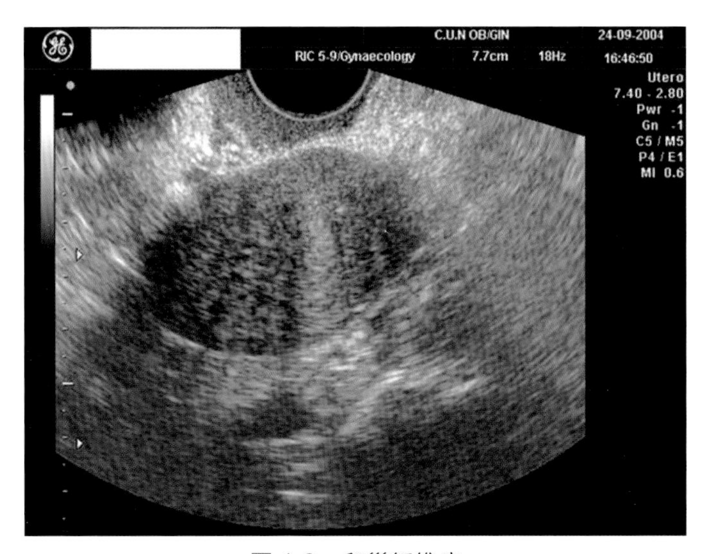

图 1.9　**卵巢纤维瘤**

经阴道超声显示一个边界清楚的均匀实性病变，伴扇形阴影，符合卵巢纤维瘤的表现。

输卵管积水

输卵管积水与输卵管伞端的梗阻和继发的液体潴留有关，通常由盆腔炎引起。输卵管积水的典型超声表现是一个细长管状的囊性肿块，具有完整和不完整的分隔（图 1.10a）。

在某些病例中，可以探查到“齿轮”征（在厚壁管状结构横切面上可见齿轮状结构）和“串珠”征（在管状结构的横切面上可见直径 2~3mm 的高回声壁结节）（图 1.10b）。彩色多普勒在这些病变中的作用有限。

(a)

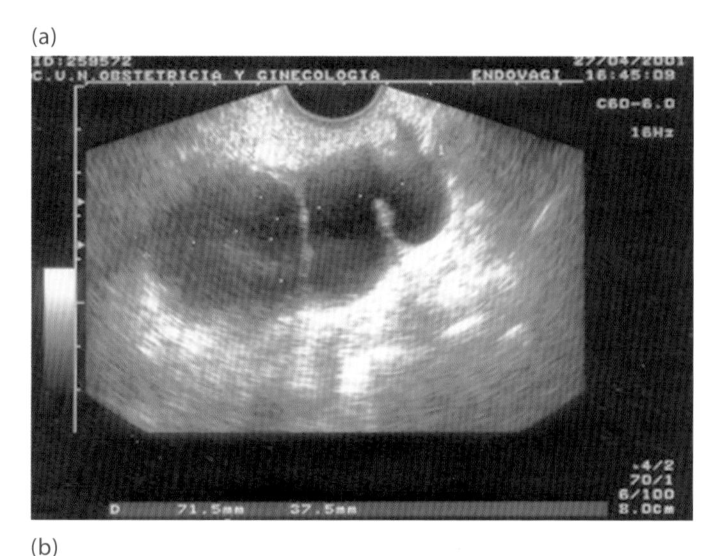

(b)

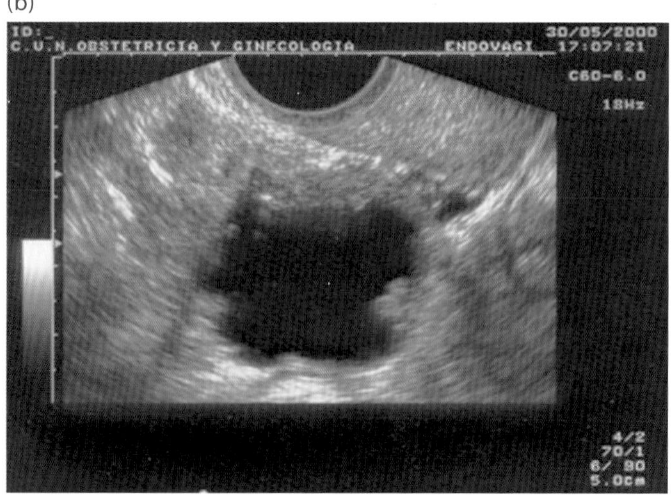

图 1.10 经阴道超声显示输卵管积水的典型表现

（a）具有完整和不完整分隔的管状囊性病变。（b）显示“串珠”征的病例。

卵巢旁和输卵管旁囊肿

卵巢旁或输卵管旁囊肿起源于靠近卵巢或输卵管中段或阔韧带。典型的超声表现是平均大小 4cm 的单房囊性病变，应在同侧卵巢附近识别（图 1.11）。

超声对附件肿块进行特异性诊断的准确性

根据迄今为止最大的两个大样本研究，超声对一些良性病变的诊断性能很高，但对其他一些病变的诊断性能较差（表 1.2）。患者的更年期状态可能会影响这种诊断性能，降低对某些类型的病变（如子宫内膜异位症和输卵管积水）的敏感性。

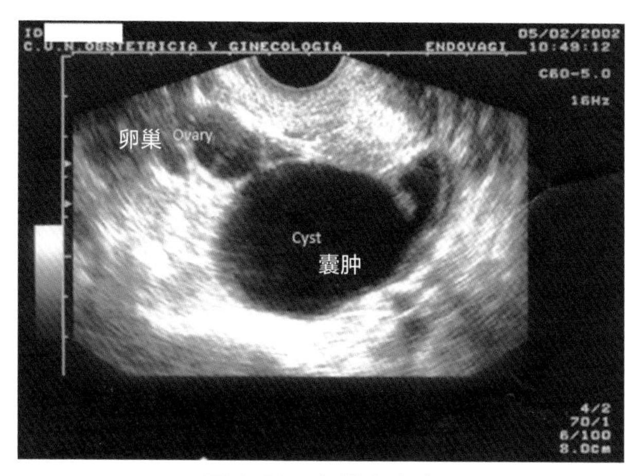

图 1.11　卵巢旁囊肿

经阴道超声显示卵巢旁囊肿的典型表现是靠近同侧卵巢的单房囊性病变。

表 1.2　两个大样本研究中良性肿瘤的患病率和诊断性能

	良性肿瘤中的患病率（%）	敏感性（%）	特异性（%）
浆液性囊肿	18.6~20.0	54.0~82.7	94.0~94.6
黏液性囊肿	6.0~10.7	33.7~36.0	97.0~98.9
子宫内膜异位症	24.9~33.2	77.0~88.4	97.1~98.0
成熟畸胎瘤	14.3~14.5	86.0~86.3	98.5~99.0
纤维瘤 / 卵泡膜纤维瘤	2.1~2.4	25.0~42.0	99.0~99.8
Brenner 瘤	0.3	20	99.8
纤维囊腺瘤	2.7~4.9	8.0~26.1	97.0~98.0
输卵管积水	2.6~3.3	81.8~86.0	98.0~99.8
卵巢旁囊肿	2.6~3.2	14.0~58.5	99.0~99.6

Source: Sokalska A et al. Ultrasound Obstet Gynecol, 2009; 34: 462–70; Alcázar JL et al. Maturitas, 2011; 68: 182–8.

有趣的是，在典型的浆液性囊腺瘤、子宫内膜异位症和成熟畸胎瘤中检查者间一致性很好。其他成像技术，如 CT 扫描或 MRI 并不能提高超声对这类疾病的整体诊断性能。

良性附件肿块的处理

一直以来，持续存在的良性附件肿块的处理方式都是手术切除。目前首选的手术方法是腹腔镜。显然，这种处理方式应考虑用于有症状的附件肿块，但也可以用于无症状的附件肿块。提倡手术切除无症状附件肿块的主要原因是担心并发症（扭转、破裂）或恶变。然而，扭转并不常见，并且没有证据表明切除良性附件肿块会降低患卵巢癌的风险。

在过去 10 年中，一些报告表明，连续随访的非手术治疗可能是无症状附件肿块的一种选择。绝经后无症状患者中单纯囊肿的恶性风险非常低（0.19%），其中多达 46% 会自行消退。因此，目前针对此类病变处理措施应是进行随访，即使病变大小达 10cm，但尚无关于随访频率及应随访多长时间的明确信息。如果病变没有发生变化，2~5 年每年进行扫查是合理的。绝经前妇女的单纯囊肿也建议进行这种处理措施。

Alcázar 等报道了一项针对 166 名绝经前无症状女性的前瞻性研究，包括 232 例良性表现的附件肿块。对这些病例采取了连续随访的非手术治疗措施。中位随访时间为 48.5 个月（范围 6~192 个月）。有 95 例（40.9%）肿块自行消退，这些肿块从诊断到消退的中位时间为 40 个月。有 1 例卵巢扭转（0.4%），2 例患卵巢癌（0.8%）。

IOTA 最近的一项研究包括了 5000 多名无症状良性表现附件肿块的女性，采取连续随访至少 2 年的非手术治疗措施。该研究发现，这些病例中发生扭转的风险为 0.4%，破裂的风险为 0.2%，发生恶性肿瘤的风险为 0.8%。

Alcáza 等还报道了绝经后妇女的无症状良性表现附件实性肿块的非手术治疗措施。良性的标准是存在边界清楚的纯实性病变，彩色多普勒评分显示血流信号稀少或无血流。他们的研究包括 99 名女性，其中有 2 人（2%）患卵巢癌。他们得出结论，这些女性可以选择非手术治疗的措施。

几项包含小样本的研究表明，非手术治疗期间，成熟囊性畸胎瘤往往会缓慢生长（每年 1~1.3mm）。然而，这些研究中多数随访时间都很短。Pascual 等对超声诊断为成熟畸胎瘤的女性（$n = 408$）的随访时间最长。据他们报道，有 103 名女性在随访期间接受了手术，其中大部分是在诊断后的前 5 年。他们发现了 1 例卵巢扭转（0.2%）和 2 例交界性卵巢肿瘤（0.4%）。在 45.6 个月的中位随访时间（范围

6~147 个月）中，进行手术的主要原因是肿瘤大小的增加明显（每年增长 4.8mm），而其余 278 名患者因为肿瘤大小未出现明显变化而未接受手术。与最终接受手术的女性相比，未接受手术的女性诊断时病变较小，年龄较大，双侧病变的概率较低。这些研究者得出结论，对于无症状女性中良性表现的成熟畸胎瘤，期待治疗可能是一个合理的选择。

总之，良性表现的附件肿块发生扭转、破裂或恶性的风险似乎很低。越来越多的证据表明，对患此类病变的无临床症状的女性采取非手术治疗措施是一种安全的选择。

附件扭转

附件扭转可能影响所有年龄段的女性，约占妇科急症的 3%。它是指卵巢围绕其血管轴发生完全或部分扭转，导致血管受损和卵巢缺血。

附件扭转有 4 种病理模式：输卵管卵巢扭转、卵巢扭转（图 1.12）、输卵管扭转（图 1.13）和肠系膜 - 输卵管扭转。

附件扭转可能发生于正常的卵巢或输卵管，但有一些风险因素需要考虑，如附件扭转史、卵巢过度刺激综合征、妊娠、卵巢肿瘤、多囊卵巢和输卵管结扎史。有研究表明，>5cm 的附件肿块发生扭转的风险更大。然而，其他研究者对此提出了质疑。子宫内膜异位症、输卵管卵巢脓肿、输卵管积水和恶性肿瘤与粘连有关，很少引起扭转。

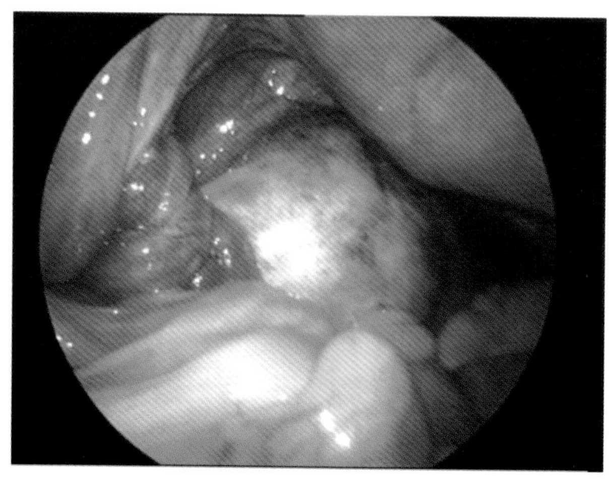

图 1.12　卵巢扭转的腹腔镜图像

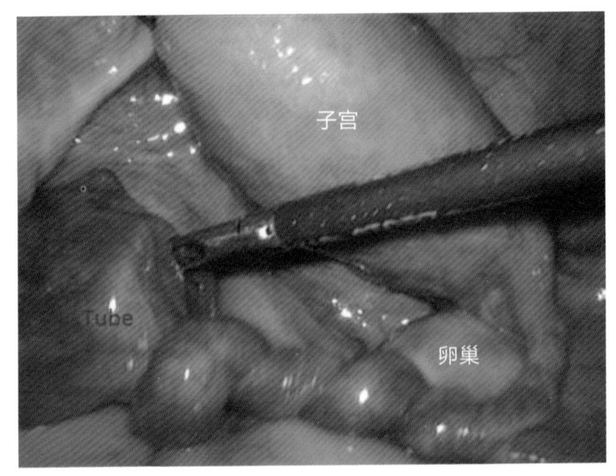

图 1.13 输卵管扭转的腹腔镜图像

据报道，成熟畸胎瘤是附件肿块手术中最常见的肿瘤类型。然而，前瞻性纵向研究显示，畸胎瘤发生扭转的比例非常低。

附件扭转的临床体征是非特异性的。90% 的病例存在持续性或间歇性急性疼痛，也可能出现恶心（70%）、呕吐（45%）和发热。疼痛的强度各不相同，但并非都很严重。有时疼痛可能出现在诊断前的数天，甚至数月。右侧附件更常受累，症状可类似于阑尾炎。

体格检查对附件扭转的术前确诊有局限性，实验室检查特异性不高，仅有轻微的白细胞增多和 C 反应蛋白升高。腹膜炎很罕见，但可能发生于长时间附件扭转时。

急诊腹腔镜是首选治疗方法。即使卵巢因缺血变成“蓝黑色”的情况下，所有病例都应考虑手术解除扭转。

在有附件包块的情况下，为避免对卵巢造成额外损伤应暂缓囊肿切除术。只有在围绝经期或绝经后妇女中才应考虑卵巢切除术或附件切除术。在某些情况下可以考虑卵巢切除术，特别是发现卵巢韧带较长时。

附件扭转的超声评估

盆腔超声仍然是评估女性疑似附件扭转的首选成像技术。它应用广泛，相对便宜，并且无辐射。

通过灰阶超声评估附件扭转时，最常见的表现是卵巢增大，伴有间质水肿和少量卵泡向卵巢外周移位（图 1.14）。卵巢大小通常超过 4cm。卵泡内“液体 - 碎片”回声分界面的存在被认为是卵巢扭转的特异性征象（图 1.15）。然而，这还未在大样本研究中得到证实。

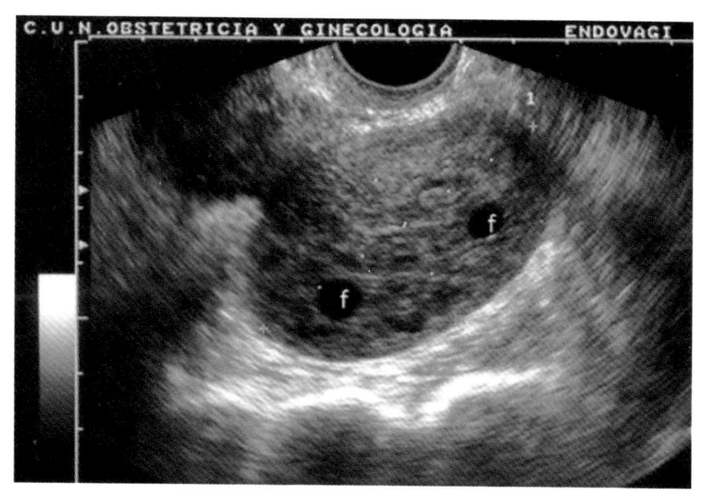

图 1.14　经阴道超声显示早期卵巢扭转

卵巢水肿增大，内有少量散在的卵泡（f）。

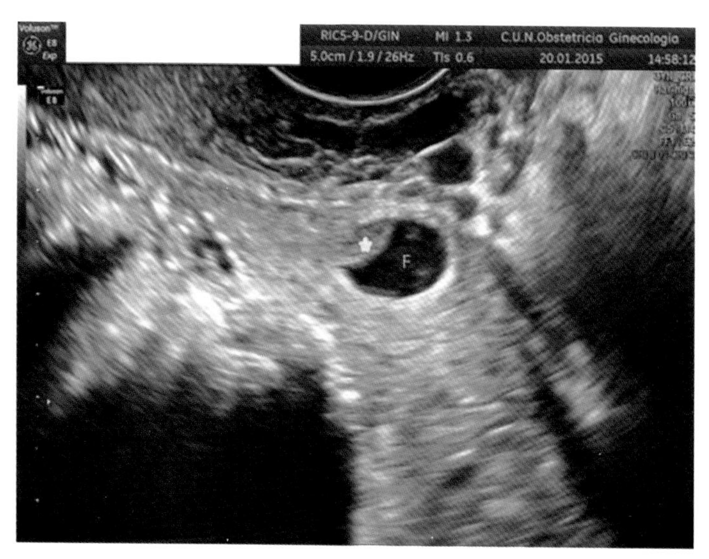

图 1.15　经阴道超声显示卵巢扭转

在这个病例中，可以观察到卵泡（F）内的碎片回声（星号），呈“液体 - 碎片”回声分界面。

另一个与卵巢扭转相关的发现是“卵泡环”征的存在，特征是在卵泡周围存在高回声环（图 1.16），这一发现见于 80% 的病例。

据报道，在 15%~33% 的病例中存在附件肿瘤，成熟畸胎瘤是其中最常见的病变。然而，也可能存在其他病变，如浆液性囊肿或出血性囊肿（图 1.17）。

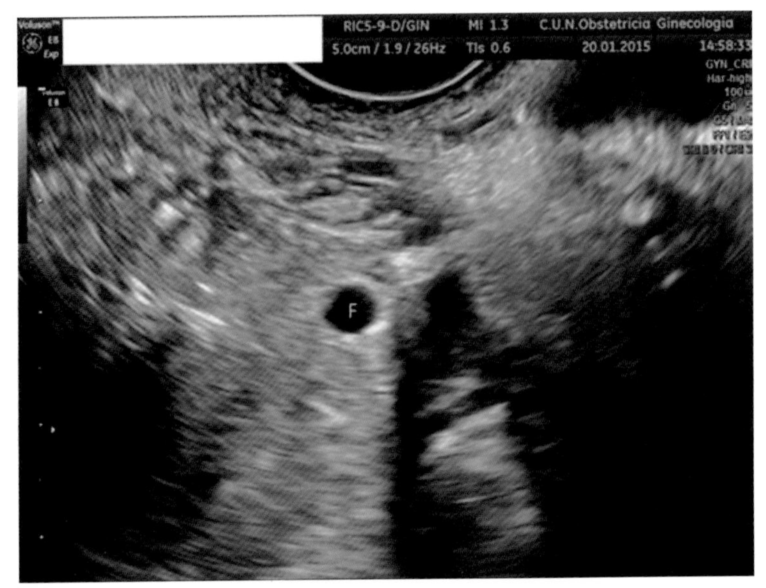

图 1.16　经阴道超声显示卵巢扭转

显示卵泡周围的环状高回声边缘（F）。

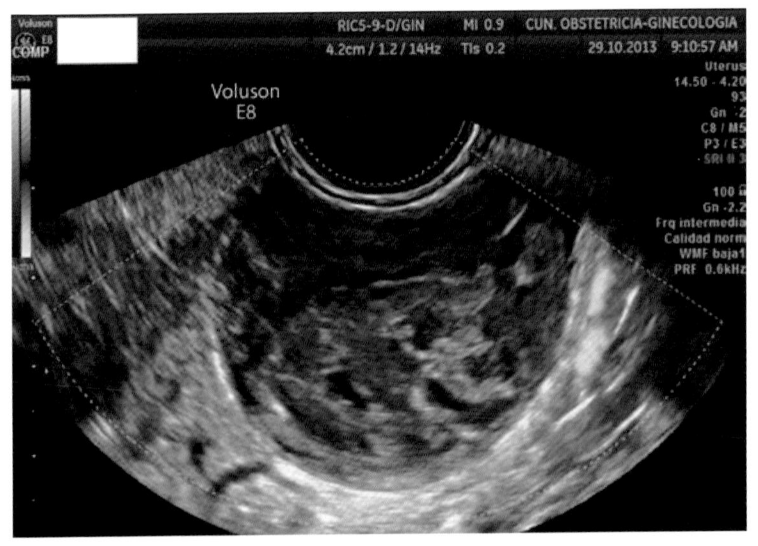

图 1.17　经阴道超声显示出血性囊肿的卵巢扭转

在囊壁中未观察到彩色多普勒信号。

在 21%~87% 的病例中可能存在盆腔游离液。然而，这种表现不具有特异性。

可以使用彩色多普勒（图 1.18）或灰阶超声（图 1.19）检测到扭转的蒂（“旋涡征”）。这一发现几乎被认为是附件扭转的特异性征象。当观察到这一征象时，90%~100% 的患者在腹腔镜检查中证实为附件扭转。

Smorgick 等报道，超声检查结果可能因症状持续时间而异。他们发现在症状持续时间＜24 小时的女性中 100% 都可以观察卵巢增大及卵巢向外周移位的卵泡。在这些女性中并未观察到“实性”表现的卵巢。然而，在症状出现超过 24 小时的女性中，62% 的卵巢呈实性，盆腔游离液也更常见。

彩色和脉冲多普勒在附件扭转评估中的作用仍有争议。Fleischer 等报道，卵巢间质静脉和动脉血流的缺失与坏死有关。相反，所有有活性的卵巢都至少有卵巢间质静脉血流。然而，这些发现尚未在其他病例研究中得到证实。事实上据报道，在经手术确诊的卵巢扭转的病例中，有高达 40% 的病例有正常的卵巢血流。

Lee 等报道，当在扭转的血管蒂内检测不到血流时，卵巢已经坏死。

卵巢内有动脉血流并不能排除附件扭转。Shadinger 等发现疼痛的持续时间与有无动脉和静脉血流无关。

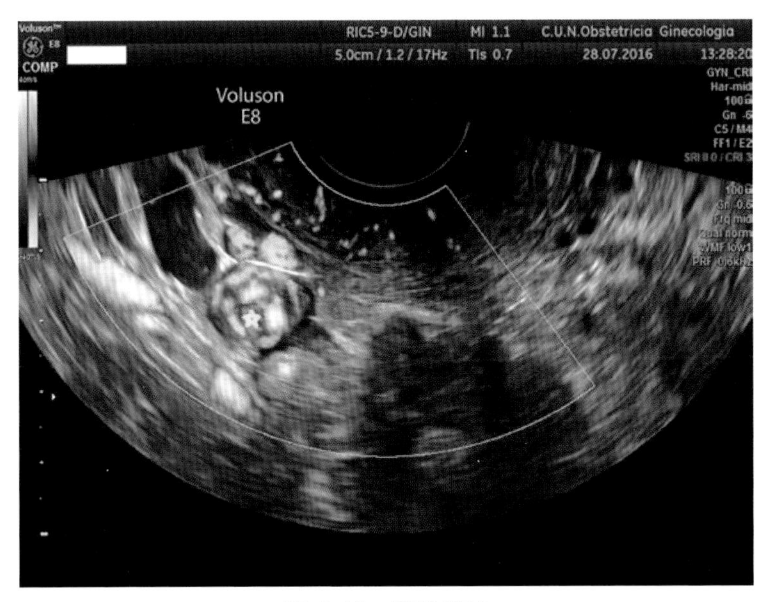

图 1.18　**附件扭转**

经阴道彩色超声显示附件扭转的旋涡征（星号）。

(a)

(b)

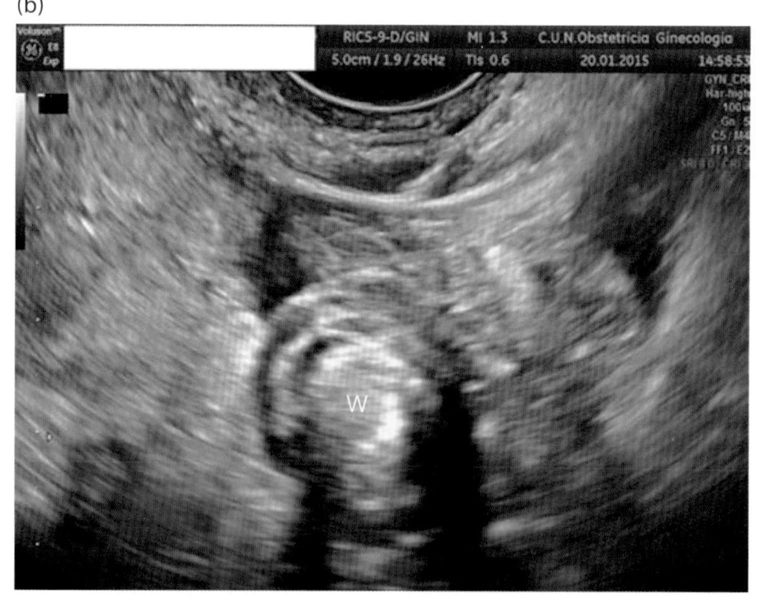

图 1.19 附件扭转

（a）经阴道彩色超声显示附件扭转的旋涡征（W）。（b）尽管彩色多普勒可用于检测旋涡征，但也可以在灰阶超声（W）中检测到。

计算机断层扫描（CT 扫描）和磁共振成像（MRI）在附件扭转中的作用

如前所述，CT 扫描和 MRI 不是评估临床怀疑附件扭转的首选成像技术。然而，当超声结果不明确时，它们也可作为次选检查手段，尤其是在儿童和孕妇。

CT 扫描的常见表现是非特异性的，最常见的是增大的附件移位到中线。如果存在肿块，则可以通过 CT 扫描检测到。其他表现也可以观测到，如盆腔游离液、周围脂肪界面模糊和卵巢出血。

在 MRI 中，卵巢水肿在 T2 加权图像上表现为高信号。

其他与附件扭转相似的病变

在鉴别诊断中应考虑可能与附件扭转相似的不同病变。其中大部分将在本书的其他章节中讨论，包括阑尾炎、憩室炎、输尿管结石、盆腔炎、出血性黄体和卵巢过度刺激综合征。

结论

良性卵巢肿瘤在女性中很常见，多数是有症状的。

超声是评估良性附件肿块的最佳成像技术。尽管微创手术切除是这些肿块治疗的金标准，但越来越多的证据表明非手术治疗发生扭转、破裂或恶变等并发症的概率很低，可作为安全的治疗措施。

卵巢扭转是妇科临床急症。超声是评估疑似附件扭转患者的首选成像技术。一些超声征象可能对附件扭转具有诊断意义，其中旋涡征是最具诊断价值的征象。彩色和脉冲多普勒的作用是有争议的。在某些情况下，CT 扫描或 MRI 可作为次选检查手段。

第 2 章

盆腔子宫内膜异位

Stefano Guerriero, Silvia Ajossa, Alba Piras, Eleonora Musa, Virginia Zanda, Valerio Mais, and Anna Maria Paoletti

简介

子宫内膜异位症是一种慢性多因素疾病，是由子宫内膜腺体和间质扩散到宫腔外引起的。由于这些异位内膜组织不断的生长，患者表现为慢性炎症过程，引起盆腔疼痛和严重器官功能障碍。

一般人群患病率为 5%~10%。

子宫内膜异位症是症状多样化，患者可以完全无症状，也可以表现为痛经、非周期性慢性盆腔疼痛、性交困难、不孕症、泌尿系统和肠道系统病变，这些症状对生活质量有很大影响。据报道，子宫内膜异位症与不孕和盆腔疼痛密切相关。在不孕症女性中，子宫内膜异位症占 25%~40%；在盆腔疼痛的女性中，子宫内膜异位症占 50%。与该病相关的另一个重要影响是抑郁和（或）焦虑及其他类似的并发症，这些并发症导致其医疗保健费用占比增高。

即使多数情况下子宫内膜异位症会出现多种症状，但有报道在出现症状 7~10 年后才能确诊。

经阴道超声评估子宫内膜异位症

经阴道超声（TVS）目前被认为是确诊直肠乙状结肠（RS）及其他部位深浸润性子宫内膜异位症（DIE）的一线、无创伤诊断方法。

子宫内膜异位症主要有 3 种类型：腹膜（或浅表）子宫内膜异位症（SUP）、卵巢子宫内膜异位症（OMA）和盆腔深部浸润型子宫内膜异位症（DIE）。

卵巢型子宫内膜异位症

目前，经阴道超声对卵巢子宫内膜异位症、子宫内膜异位症相关的 DIE 和盆腔粘连的诊断准确率较高，而 SUP 病灶不能通过 TVS 扫描识别。

卵巢子宫内膜异位症（OMA）（占 73%~82%），典型超声表现为“磨玻璃”回声的囊性病变（均匀低回声对应囊腔内的血液），与周围卵巢实质界限清楚，无乳头状突起及血管化实性区。这种典型病变也被称为“巧克力囊肿”（图 2.1 和图 2.2）。不典型特征包括多房性改变（约 85% 病例<5 个囊腔）、高回声突起（图 2.3）、囊实性病变（约 15%）、实性病变（约 1%）和无回声囊肿（少见，约 2%）。超声检查专家的主观印象是 OMA 的主要诊断方法，其阳性预测值为 86%，同时临床病史和盆腔检查可获得额外的信息。17%~44% 的子宫内膜异位症女性发生 OMA，通常发生在 30 岁和 40 岁。OMA 可以完全没有症状，也可引起盆腔疼痛、痛经和性交困难等症状。左侧卵巢受累多于右侧，30%~50% 的病例两侧都受累。

卵巢子宫内膜异位症（OMA）的发病机制仍有争议。文献中提出了许多不同的理论，最受认可的理论是：①卵巢表面种植物内陷到卵巢间质；②功能性卵巢囊肿转化为子宫内膜异位囊肿；③盆腔间皮化生。

文献中报道，卵巢子宫内膜异位症（OMA）恶变的风险为 0.6%~0.8%。

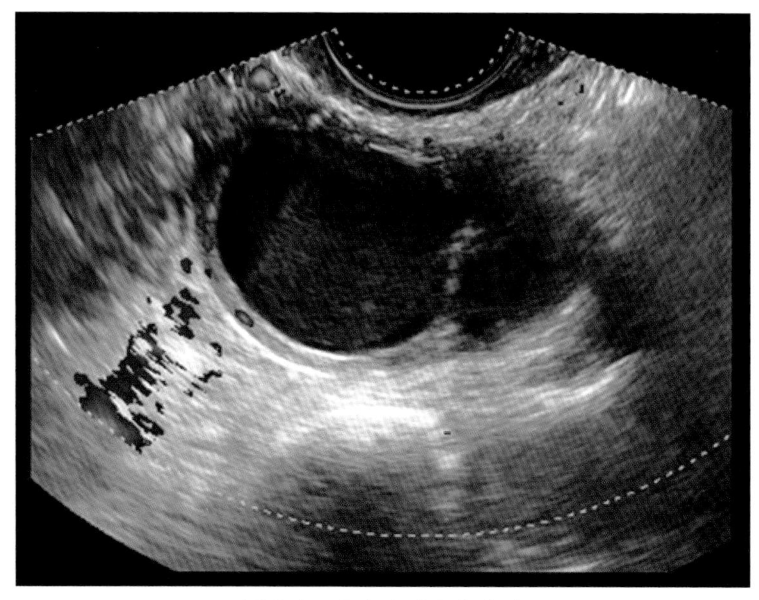

图 2.1　子宫内膜异位囊肿

经阴道超声显示子宫内膜异位囊肿的典型图像。

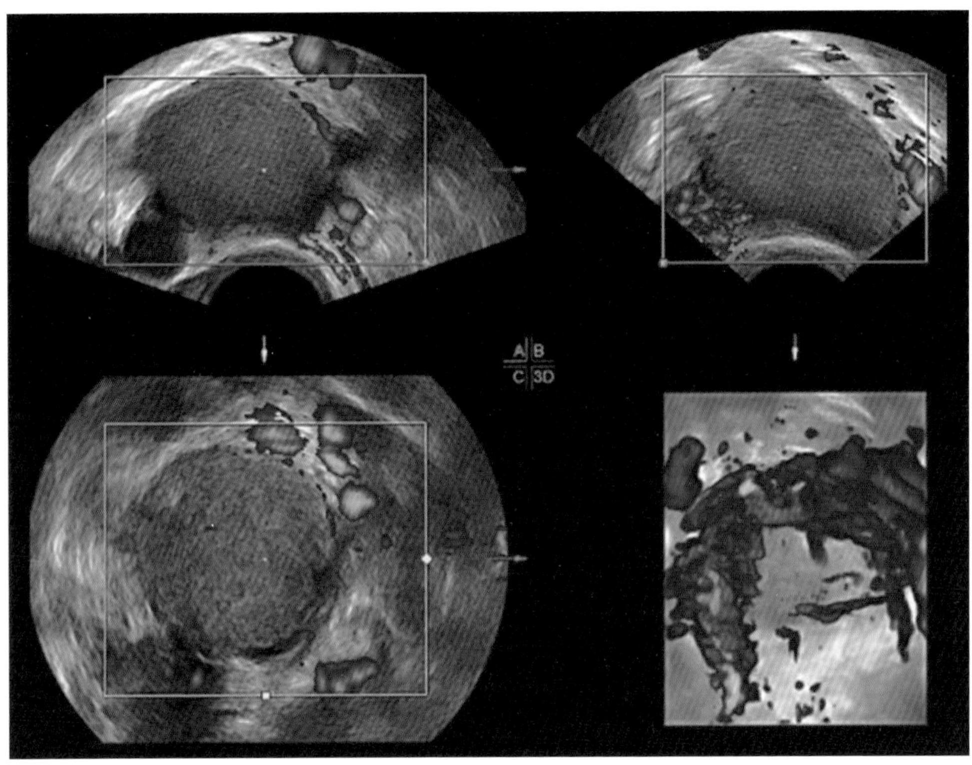

图 2.2　子宫内膜异位囊肿

三维彩色多普勒超声下的子宫内膜异位囊肿（Endometrioma）。

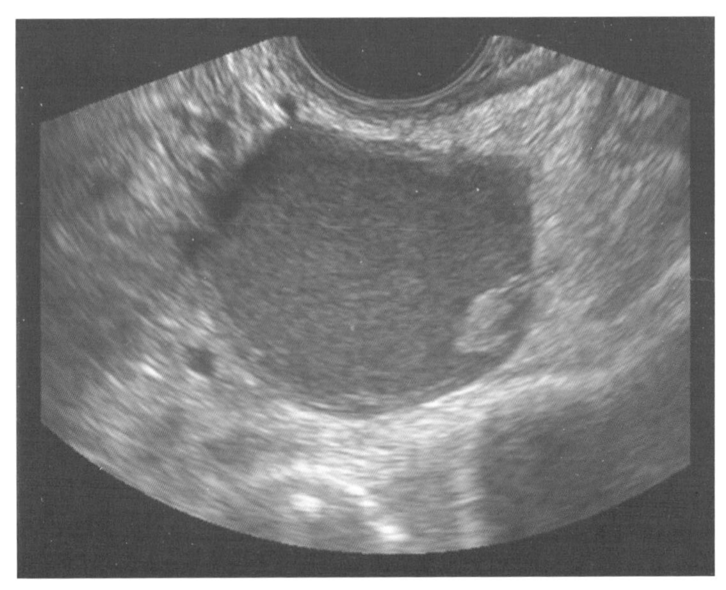

图 2.3　子宫内膜异位囊肿壁伴高回声

超声在评估可疑卵巢子宫内膜异位症（OMA）时，一定要考虑到不同年龄患者之间 OMA 的超声表现不同。

准确和早期诊断卵巢子宫内膜异位症（OMA）很重要，原因有以下几方面。

- OMA 被认为是子宫后间隙 DIE 的标志，因为发现约 98% 的 OMA 与粘连有关。
- 已证实 OMA 与生育能力降低密切相关。
- OMA 在妊娠期间可能经历蜕膜化，即使合并其他子宫内膜异位病变时有助于诊断，但与卵巢恶性肿瘤的鉴别诊断依然困难。
- 在复杂盆腔疾病患者中，如盆腔粘连、Douglas 窝（POD）闭塞和后盆腔子宫内膜异位症时可选择经阴道超声检查来诊断 OMA。
- OMA 也可能与子宫内膜样腺癌和卵巢透明细胞癌相关。

深部浸润型子宫内膜异位症

在临床医师、妇科超声学家、高级腹腔镜外科医师和放射科医师共同参与下，国际深部浸润型子宫内膜异位症研究学组（IDEA）于 2016 年发表了超声系统评价可疑子宫内膜异位症的最新共识声明。IDEA 共识的主要目的是对诊断术语、解剖学定义、超声特征测量和命名进行标准化。对疑似子宫内膜异位症患者进行超声检查的目的如下。

1. 解释患者症状。
2. 明确子宫内膜异位症病变部位、制订最合适的治疗方案。
3. 评估病变的严重程度。

国际深部浸润型子宫内膜异位症研究学组（IDEA）小组提出超声系统方法包括四个基本步骤（表 2.1）。

表 2.1 超声检查的四个基本步骤

第一步	常规检查子宫和附件（是否有子宫腺肌病 / 子宫内膜异位灶的超声征象）
第二步	经阴道超声评价“软指标”（即异位灶处特异性压痛和卵巢活动度）
第三步	使用实时超声评估 Douglas 窝状态“滑动征”
第四步	评估前后盆腔有无 DIE 病灶

Source: Guerriero S et al., Ultrasound Obstet Gynecol., 2016; 48: 318–32. With permission.

注意：这些步骤可以按此顺序或任何顺序进行，只要执行所有四个步骤来确认 / 排除不同形式的子宫内膜异位症。

第一步：使用经阴道超声检查，应检查以下内容。

- 子宫，注意方向（前位、后位或中位），活动度（正常、缩小或固定，是否有异常）。同时评估子宫腺肌病超声征象也很重要，使用 MUSA（子宫形态超声评估）共识意见的术语和定义来描述病变。
- 附件，注意卵巢大小和特征；是否存在卵巢子宫内膜异位灶及其数量，病灶三个径线测值及超声表现，并注意使用国际卵巢肿瘤分析（IOTA）术语。超声发现“卵巢相吻征”提示存在严重的盆腔粘连。
- 深部浸润型子宫内膜异位症患者的输卵管（正常情况下经阴道超声不可见输卵管）可能因粘连而出现扭曲固定。因此，对子宫内膜异位症与输卵管积水或积血进行鉴别诊断非常重要。

第二步：动态评估超声软指标，特异性触痛（SST），卵巢固定。这些“软标记”间接提示存在子宫内膜异位症。在子宫和卵巢之间加压，检查者可以评估卵巢是否固定于子宫、盆腔侧壁或子宫骶韧带（USLs）。用经阴道超声探头和徒手腹壁触诊也可判断是否存在粘连。

第三步：动态实时超声评价 Douglas 窝是否存在“滑动征”。

根据子宫的位置，有两种方法。如果子宫前倾（图 2.4a），操作者使用经阴道超声探头轻轻按压宫颈，评估直肠前壁是否能与宫颈和阴道后壁滑动自如（有无滑动征存在）。如果直肠前壁固定，则认为宫颈后方的滑动征为阴性。随后，超声操作者将一只手放在患者的前下腹壁，尝试在手和经阴道超声探头之间移动子宫，以评估肠前壁是否能与子宫后壁滑动自如（存在滑动迹象）。当宫颈后区域与子宫后壁存在滑动征时，定义 Douglas 窝为“未闭塞”。

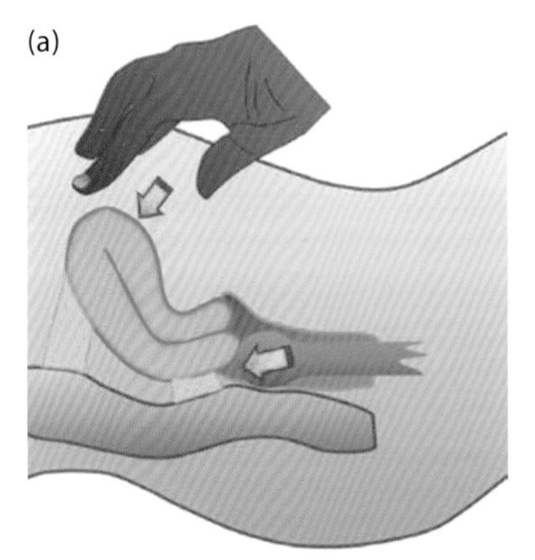

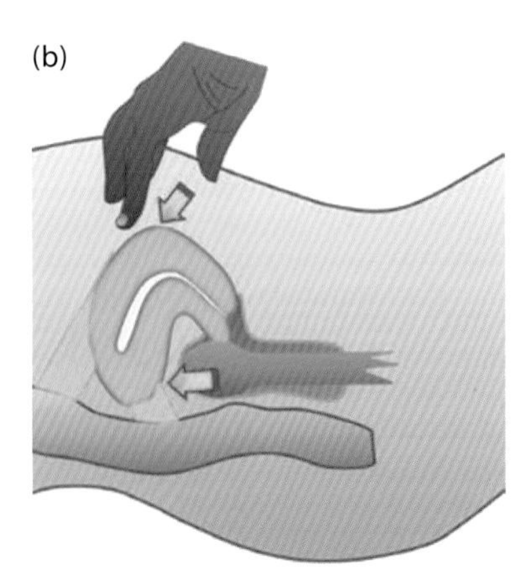

图 2.4 图示如何引出（a）前倾子宫和（b）后倾子宫的滑动征（From Guerriero S et al. Ultrasound Obstet Gynecol., 2016; 48: 318-32. With Permission.）

如果子宫后倾（图 2.4b），检查者用经阴道超声探头轻轻按压子宫底后壁，以评估直肠前壁与子宫底后壁间是否滑动自如（存在滑动征）。然后操作者将一只手放在患者的前下腹壁，尝试在手和经阴道探头之间移动子宫，以评估乙状结肠前壁是否与子宫前壁下段间是否自由滑动（存在滑动征）。当子宫宫底后壁和子宫前壁下段均存在滑动征时，Douglas 窝为“未闭塞”。

第四步：超声探查子宫前后间隙的深部浸润性子宫内膜异位症结节（图 2.5）。

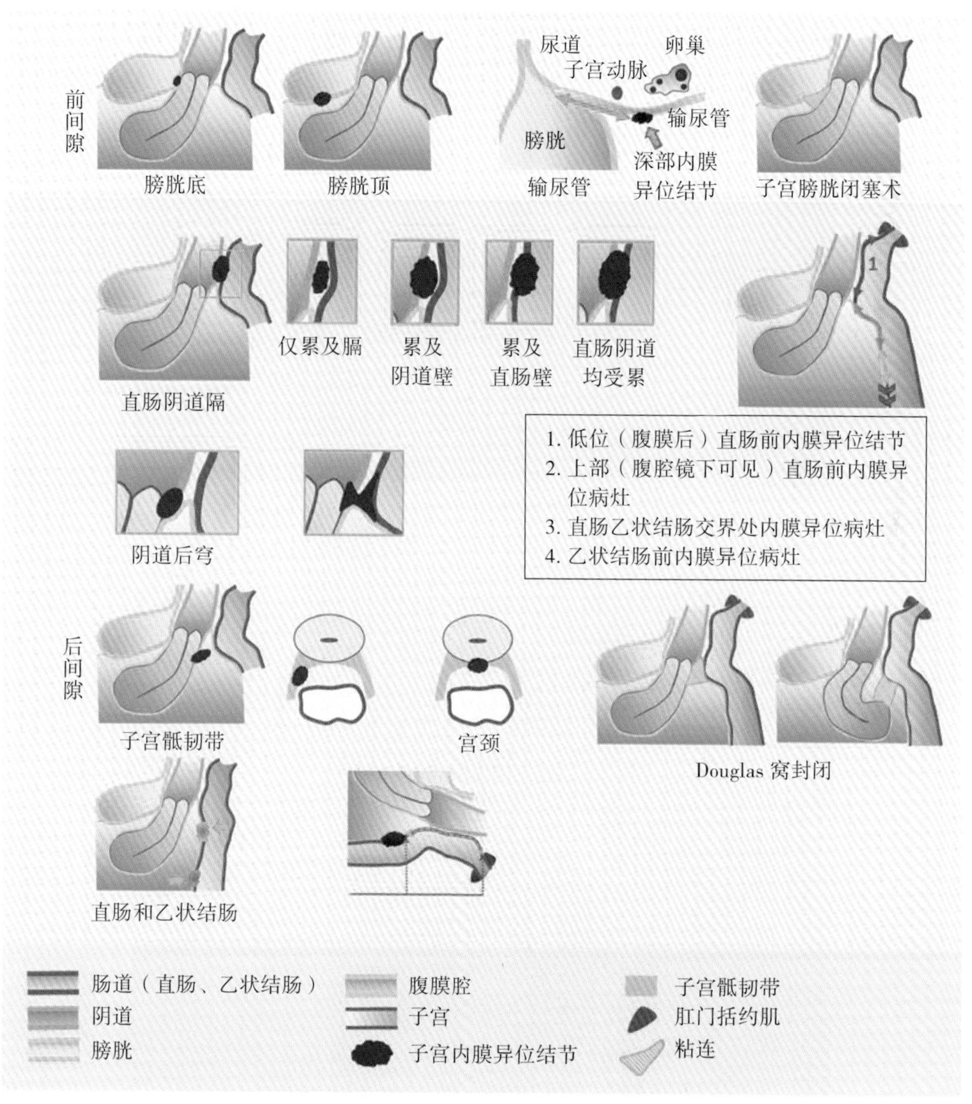

图 2.5　子宫前后间隙深浸润性子宫内膜异位症示意图（From Guerriero S et al. Ultrasound Obstet Gynecol., 2016; 48: 318-32. With Permission.）

子宫前间隙包括膀胱、子宫膀胱陷窝和输尿管。为了评估这个间隙，操作者可以将探头放置在阴道前穹。如临床怀疑膀胱子宫内膜异位症，建议患者膀胱不完全排空（100~150ml 尿）。膀胱子宫内膜异位症典型的超声表现为线形或球形低回声病灶，轮廓规则或不规则（图 2.6 和图 2.7）。“滑动征”可以评估是否存在子宫膀胱粘连，但同时应考虑患者的手术史（如剖宫产史）。

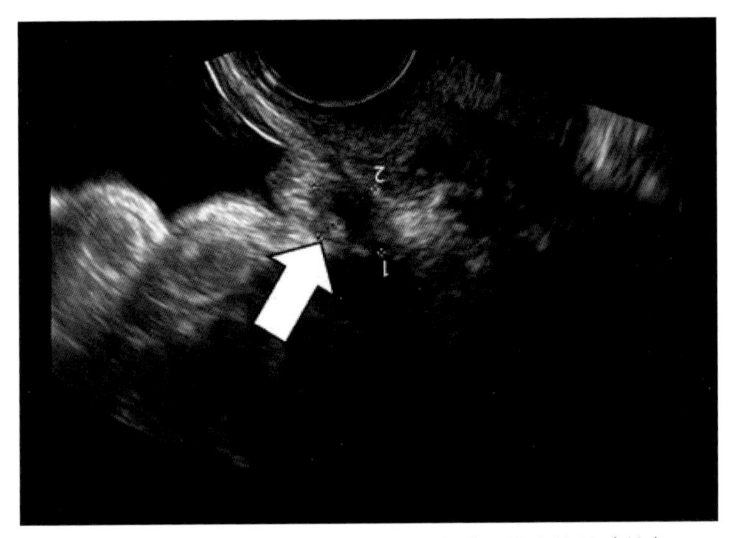

图 2.6 经阴道超声显示膀胱子宫内膜异位症结节（箭）

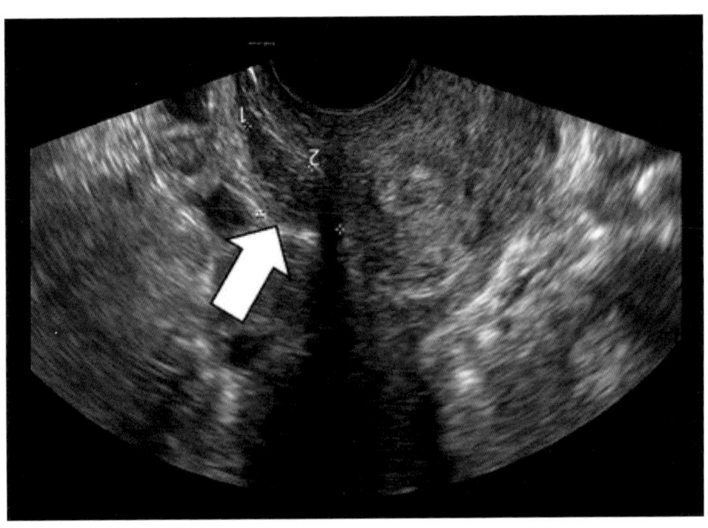

图 2.7 经阴道超声显示另一个膀胱子宫内膜异位结节（箭）

子宫后间隙子宫内膜异位症通常累及直肠阴道隔（RVS）、Douglas 窝 / 宫颈后壁、阴道后壁 / 穹、直肠前壁 / 直肠乙状结肠和直肠旁间隙。为了评估这个间隙，操作者可以将探头放置在后穹，然后探头慢慢回撤。侧盆腔深浸润子宫内膜异位症会累及子宫骶韧带、子宫旁组织和盆腔侧壁。子宫后间隙和旁间隙深度浸润子宫内膜异位症的典型超声表现为低回声、不可压缩和病灶内无血管分布。

直肠阴道隔（RVS）：直肠阴道隔区域包括阴道、直肠和直肠阴道间隙。此外，文献对直肠阴道深部浸润子宫内膜异位症的定义也不一致。Guerriero 等提出，当经阴道超声于宫颈后唇下缘（腹膜下）以下的直肠阴道腔内发现深部浸润型子宫内膜异位症结节时，应怀疑累及直肠阴道隔。孤立直肠阴道隔 DIE 很罕见；直肠阴道间隔 DIE（图 2.8）通常是指阴道后壁、直肠前壁的延伸，或同时包括阴道后壁和直肠前壁。经阴道超声提高了直肠阴道隔 DIE 的检出。

Douglas 窝 / 宫颈后唇：Douglas 窝（POD）是女性盆腔腹膜的最低点，位于宫颈后下方和直肠前方之间。“Douglas 窝完全闭塞”是指由于粘连、DIE 结节、盆腔炎（PID）或既往手术导致该区域消失。

阴道后壁 / 穹：该区域位于阴道穹，DIE 结节多发生于阴道后穹。典型的阴道 DIE 结节超声表现病灶内无血管分布，回声与正常阴道黏膜相似。阴道 DIE 结节（图 2.9 至图 2.11）常突入阴道腔内，且可以通过窥器检查看到。

直肠 / 直肠乙状结肠：在这个区域，DIE 通常累及直肠前壁、直肠乙状结肠交界处和（或）乙状结肠，可以通过阴道超声显示。直肠 DIE 可以是孤立的病变，也可以是多灶性和（或）多中心性的。直肠 DIE 经阴道超声通常表现为低回声固有肌层增厚或低回声结节，伴或不伴边缘模糊的高回声灶（图 2.12 至图 2.14）。

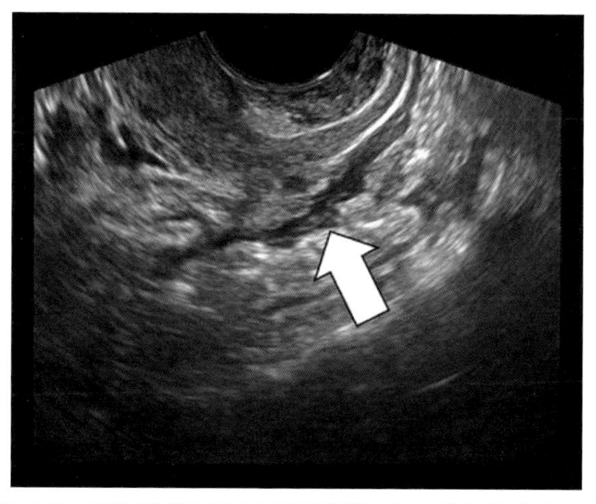

图 2.8　经阴道超声显示直肠阴道子宫内膜异位症（箭）

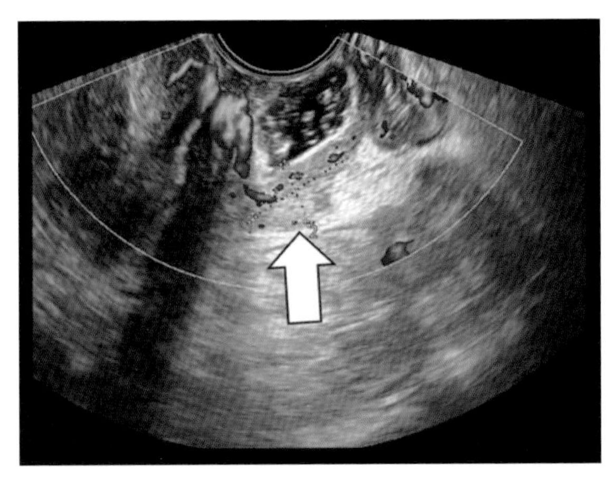

图 2.9　经阴道超声显示穹子宫内膜异位症结节（箭）

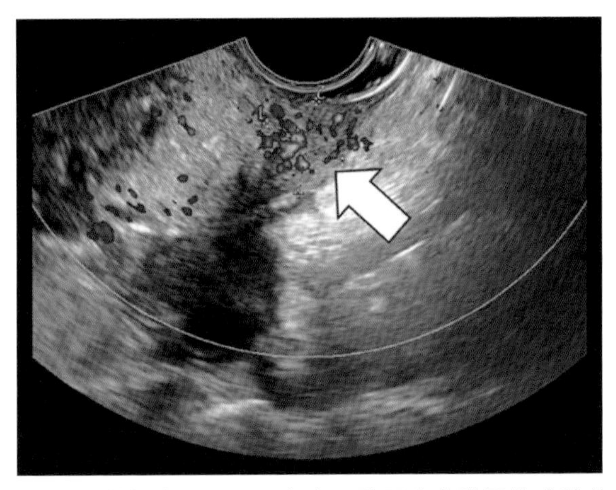

图 2.10　经阴道超声显示另一个直肠壁子宫内膜异位症结节（箭）

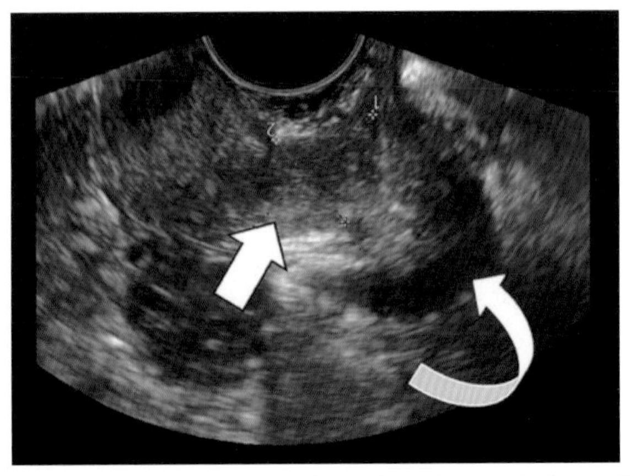

图 2.11　经阴道超声显示穹处异位结节（直箭）伴直肠乙状结肠异位结节（弯箭）

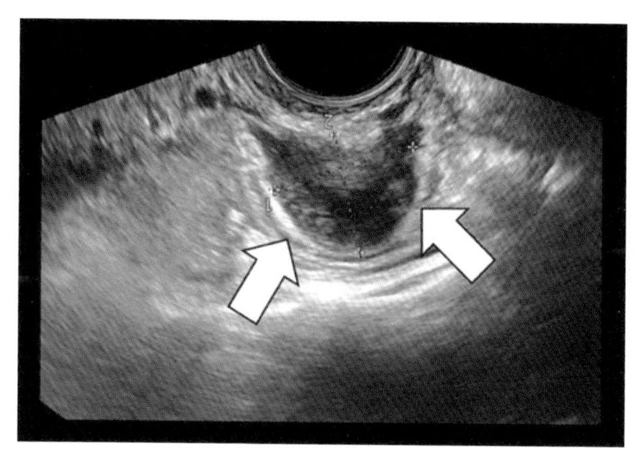

图 2.12　经阴道超声显示直肠乙状结肠异位结节（箭）

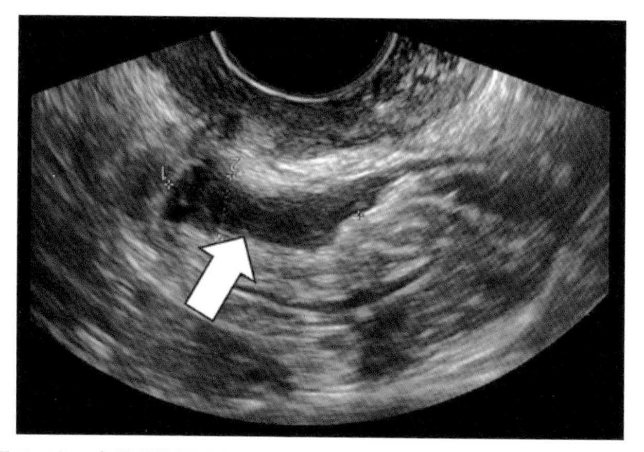

图 2.13　经阴道超声显示另一个直肠乙状结肠异位结节（箭）

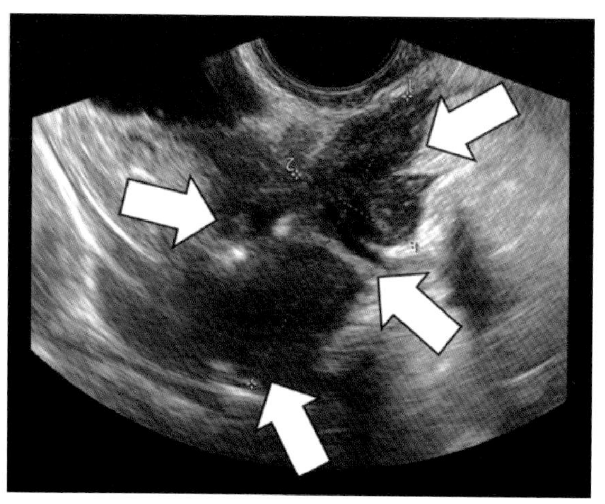

图 2.14　经阴道超声显示另一个巨大直肠乙状结肠异位结节（箭）

子宫骶韧带（USLs）：超声通常不显示正常的子宫骶韧带。子宫正中矢状位可显示子宫骶韧带 DIE 病变。当在子宫骶韧带周围的腹膜脂肪中见到规则或不规则的低回声增厚带时认为与 DIE 有关。这种病变可能是孤立的，也可能是延伸到阴道或周围其他结构的较大结节的一部分。某些病例中，子宫骶韧带的 DIE 病变位于横切面的子宫颈 - 宫骶韧带 - 直肠环上，此时可见位于宫颈后区域的宫骶韧带增厚（图 2.15 和图 2.16）。

有学者指出，从专业角度看，经阴道超声是一项非常精确的技术，经验丰富的高年资超声专家具有更高的诊断准确性。

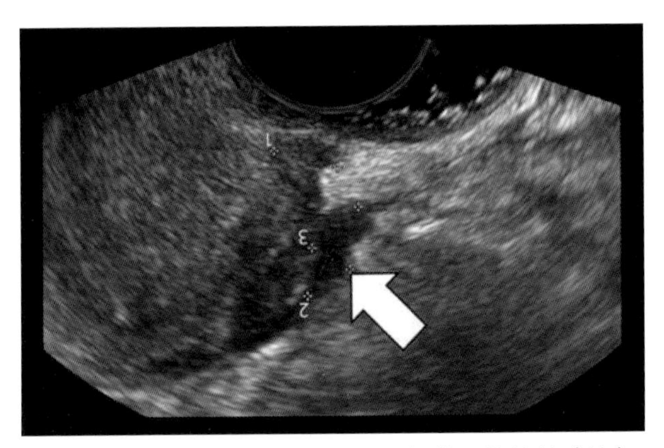

图 2.15　经阴道超声显示子宫骶韧带异位结节（箭）

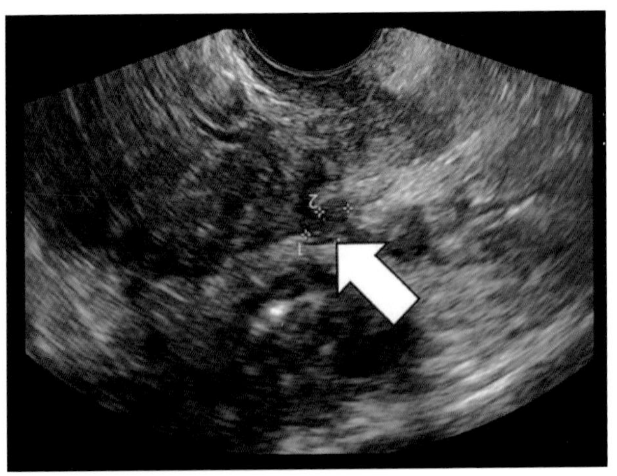

图 2.16　经阴道超声显示另一个子宫骶韧带异位结节（箭）

遗憾的是，一些学者认为，经阴道超声诊断 DIE 很难掌握。我们完全不同意这种观点。事实上，有学者发现，经过仅 1 周时间，完成了 40 个病例的阴道超声 DIE 专业培训，其诊断水平与高水平中心准确性相当。Eisenberg 等还发现，接受过普通妇科超声培训的超声医师，如果投入时间学习经阴道超声诊断 DIE，在检查不超过 50 例患者后，就能熟练诊断 DIE 的主要类型。最近的一项研究发现，2 周的线下课程和现场会议课程结合的学习方式是可行的，这种学习方式对诊断 DIE 有良好的训练效果。

最近发表的 Meta 分析，直肠乙状结肠 DIE 的总体诊断效能良好，敏感性为 91%（95% 置信区间：85%~94%），特异性为 97%（95% 置信区间：95%~98%），而经阴道超声检测子宫骶韧带、直肠阴道间隔、阴道、膀胱 DIE 的总体诊断效能较好，特异性高。此外，经阴道超声和 MRI 在诊断 DIE 累及直肠乙状窦、子宫骶骨韧带和直肠阴道隔时诊断效能相似。

第 3 章

排卵，出血性囊肿，卵巢过度刺激综合征

María Ángela Pascual and Jean L. Browne

简介

卵巢结构复杂，由各种不同的组织组成（图 3.1），包括上皮细胞、生发细胞（卵泡内卵母细胞）、纤维结缔组织和卵泡细胞（在卵泡膜和颗粒层中）。因此，每种组织都可以出现不同的良性和恶性肿瘤。

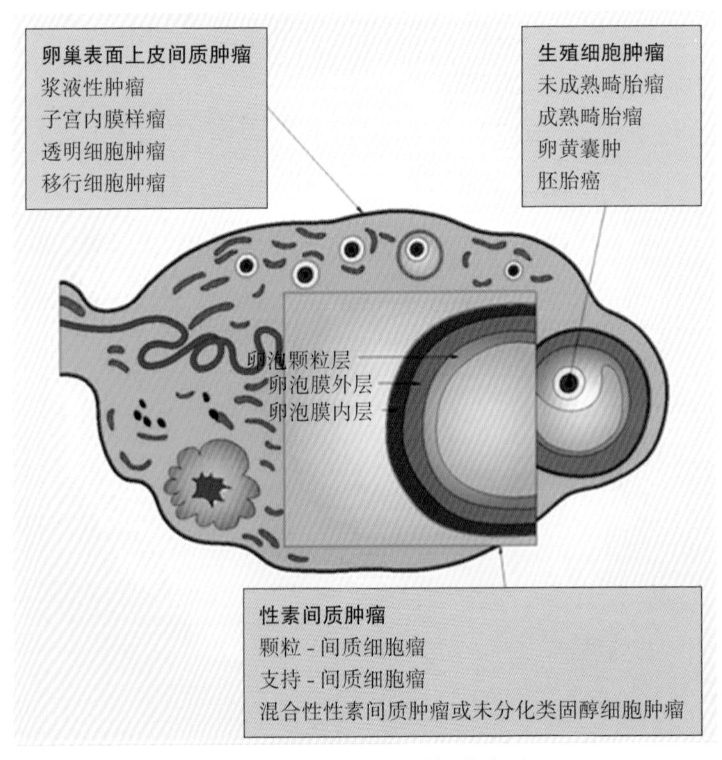

图 3.1　图示各种卵巢细胞类型

在卵泡期，许多卵泡开始发育。其中之一将发育成优势卵泡，然后发育到排卵前阶段或 De Graaf 卵泡。

如月经周期是 28 天，排卵和黄体形成发生在第 14 天左右。这一过程开始于 De Graaf 卵泡破裂并释放卵母细胞和卵泡液至腹腔。颗粒细胞被新生血管浸润，而内部卵泡膜和颗粒细胞产生脂质颗粒和黄色素，形成黄体。如果没有受精，黄体将持续约 14 天，然后被一种称为白体的纤维瘢痕替代（图 3.2a–e）。

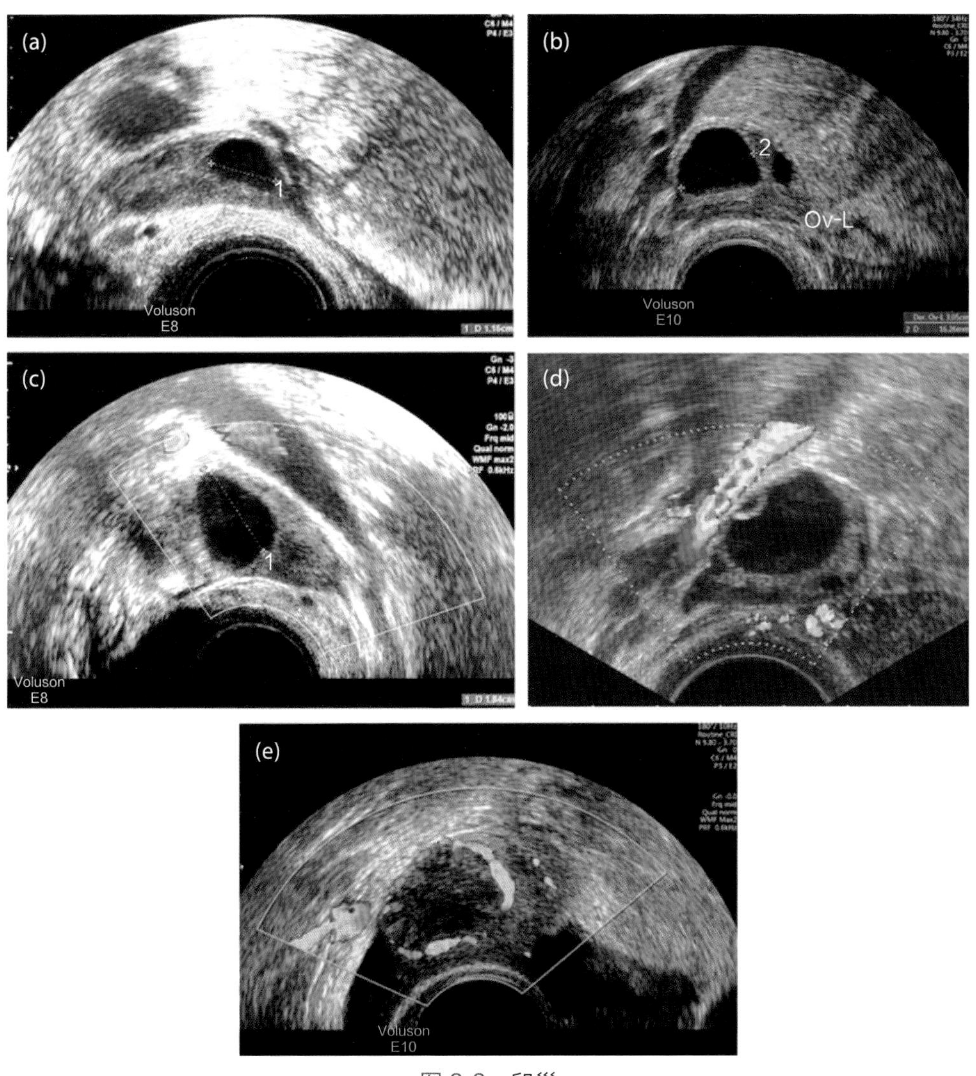

图 3.2 卵巢

（a）包含卵泡期初始阶段优势卵泡的卵巢图像。（b）卵泡每天长大 1~2mm。（c）显示一个 18mm 的卵泡。（d）预测排卵期，经阴道超声显示一个包含卵丘的排卵前卵泡（e）经阴道彩色多普勒卵巢扫查，可见黄体血流分布增多，呈“火环征”。

这种生理周期的改变可以发生在任何阶段。月经周期紊乱多见于青春期和围绝经期，也就是在女性生育期的开始或结束阶段。这个时期月经周期紊乱很常见，可能出现自限性的急重症状，但是这些症状可能会导致不必要的手术，约有500/100 000的患者因此住院。这些功能紊乱的发生率因研究人群而异，范围为14%~66%（表3.1）。

使用IOTA术语对卵巢功能进行超声诊断，包括大小、超声结构特征和血管分布。形态学的超声特征只是主要诊断依据之一，还必须考虑到既往史，即激素水平，临床检查和化验指标（包括肿瘤标志物）。

根据我们的经验，85%的卵巢功能失调的超声表现可自行消退。Alcázar等的一项研究发现，84%的功能性囊肿可消退。其他作者报道了75%和89%的卵巢功能失调病变可自行消退。这些卵巢功能失调性病变包括正常卵巢发育周期出现的不同改变，如持续存在的卵泡（图3.3），无卵泡破裂的黄体化卵泡或未排卵的LUF（黄体化未破裂卵泡）（图3.4），以及发生排卵时黄体变化导致的出血性囊肿（图3.5）。

表3.1 不同研究中卵巢功能性囊肿的发生率

作者	%
M. Vessey	66.0
R. Osmers	53.0
J.L. Alcázar	36.5
M.A. Pascual	14.0

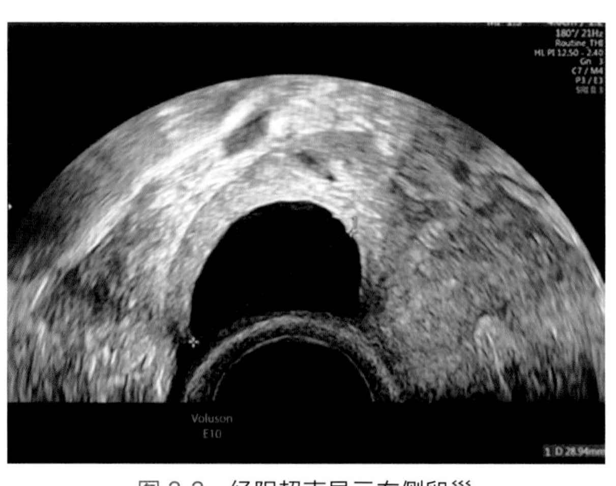

图3.3 经阴超声显示右侧卵巢

包含一个30mm的无回声区，边缘规则，显示卵泡持续存在的典型图像。

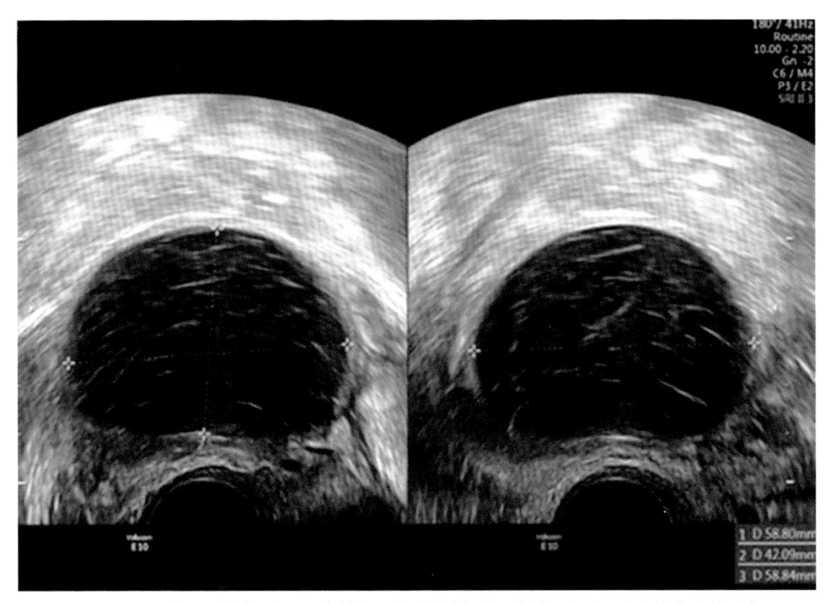

图 3.4　经阴道超声示黄体化未破裂卵泡（注意囊腔内的细分隔）

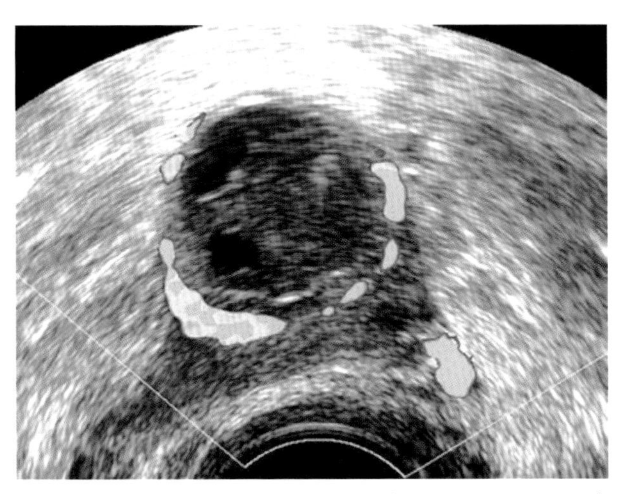

图 3.5　黄体出血的彩色多普勒图（注意周围血管分布）

卵泡持续存在

当卵泡不破裂且继续增长超过 30mm 时称为卵泡持续存在。诊断需要连续超声检查和激素检测。囊性滤泡是无回声的，边界清晰、无分隔及内部回声均匀。子宫内膜变厚，回声增高（图 3.6）。

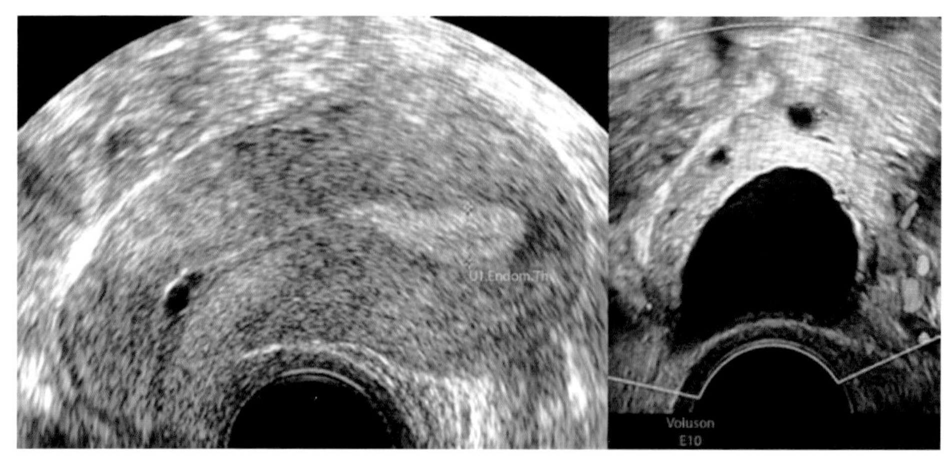

图 3.6 **右侧卵巢卵泡持续存在**

注意左侧图像示经阴扫查的分泌期子宫内膜。

在卵泡的演变过程中，卵泡持续存在可能发生卵泡内出血，使超声图像变得更加复杂，可见弥漫性沉积物回声，或明显分隔，类似出血性黄体。

无回声、较大的单纯囊肿并非仅限于卵泡持续存在。鉴别诊断包括浆液性囊腺瘤，甚至是无分隔的黏液性囊肿。持续性卵泡在月经期后可自行消退，有时完全消失可能需要 2~3 个月经周期。

黄体化未破裂卵泡

当卵泡已经进入黄体期但是没有破裂时，我们称为黄体化未破裂卵泡（LUF）。通常自行消退，也可持续 1~3 个周期。它的声像图表现比滤泡囊肿更复杂。可能会长得很大，直径达到 80~100mm（图 3.7）。黄体化的征象是囊肿壁增厚，囊内可见弥漫性絮状回声，尤其是细分隔。

与卵泡持续存在一样，LUF 的自行退化是诊断要点。因为囊内弥漫性回声主要与子宫内膜异位囊肿鉴别。

接受低剂量单相口服避孕药治疗的妇女与未接受该治疗的妇女相比，功能性囊肿的患病率较低，患功能性卵巢囊肿的相对风险为 0.22（95% 可信区间：0.13~0.39）。

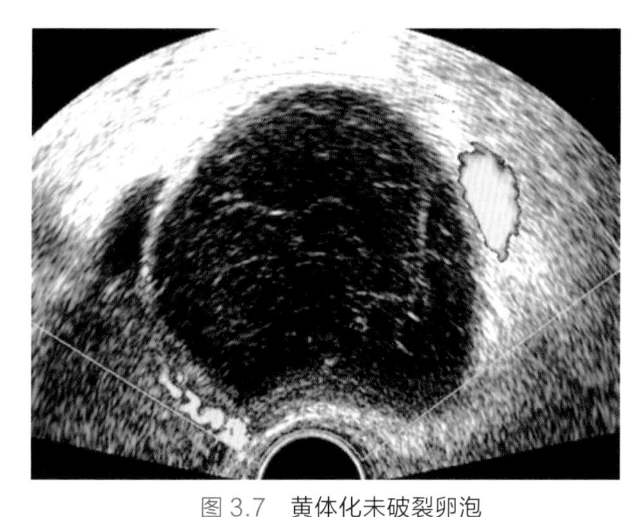

图 3.7　黄体化未破裂卵泡

声图像显示一个边界清楚、内含细分隔的单房囊肿，黄体化未破裂卵泡的典型特征。

功能性出血囊肿

黄体化未破裂卵泡和卵泡持续存在均可导致出血性囊肿，但排卵期间卵泡的正常破裂也会导致出血，引起出血性黄体伴腹腔积血（图 3.8），伴有急性剧烈的盆腔疼痛。

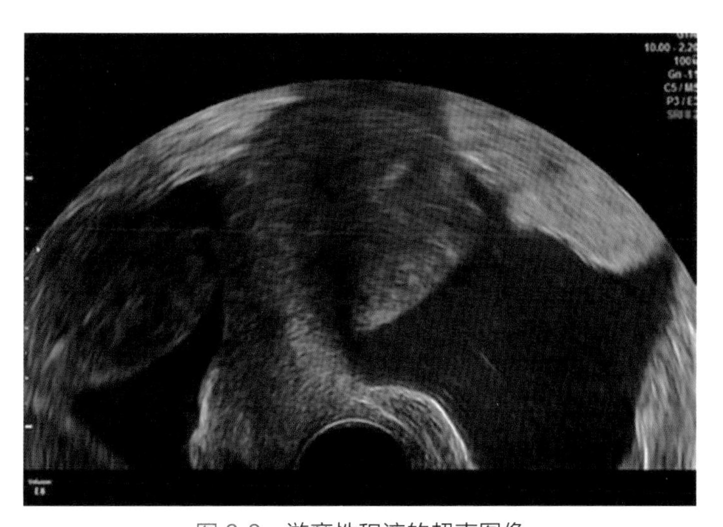

图 3.8　游离性积液的超声图像

常在功能性出血性囊肿破裂后有弥漫性细密点状回声出现（腹腔积血）。

超声检查显示，Douglas 窝内可见游离液，常伴有弥漫性细密点状回声（与腹腔积血相似）。这些囊肿表现不同，形态可在数天内发生改变。囊肿可能边界不清且形态不规则（图 3.9），可能有分隔，甚至出现明显的实性改变；而这些实性区域就是血管化的血凝块（图 3.10），由于黄体的复杂性和生理性血管生成，需要与恶性囊肿进行鉴别。急性盆腔疼痛的其他原因包括异位妊娠和阑尾炎。血清 β-hCG 有助于排除出血性囊肿。根据出血性囊肿的 IOTA 描述，该模式可能为星形（图 3.11）、蛛网状或果冻状（图 3.12）。

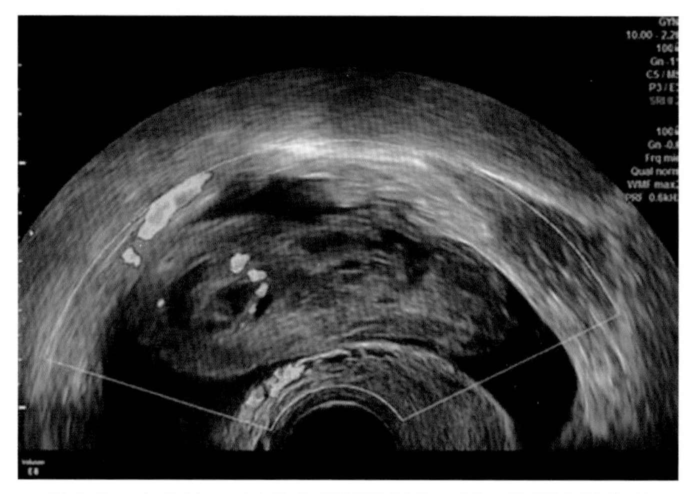

图 3.9　出血性 LUF 的自行消退图像，呈不均质实性表现

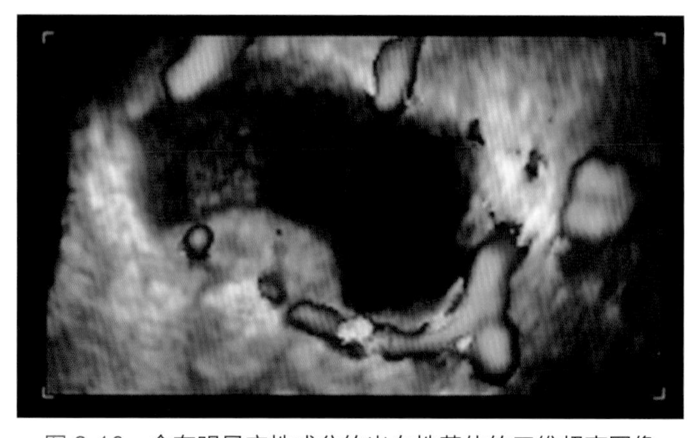

图 3.10　含有明显实性成分的出血性黄体的三维超声图像

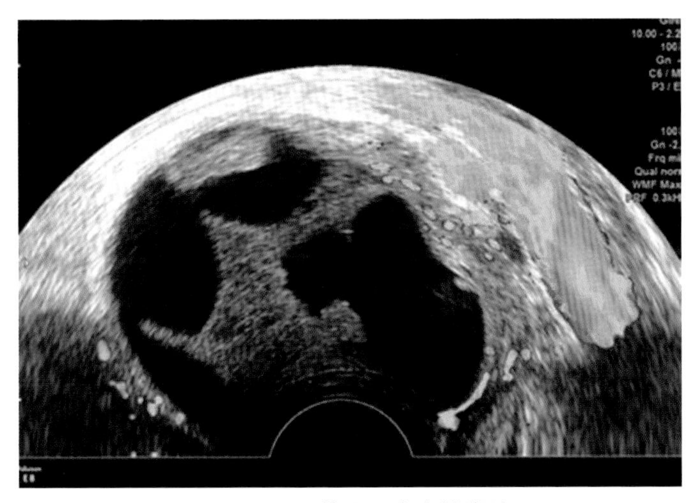

图 3.11　**图像显示出血性囊肿**

由于其内部回声密集，部分似为实性，可见于亚急性期，血凝块形成而尚未溶解。注意图中的星状回声部分。

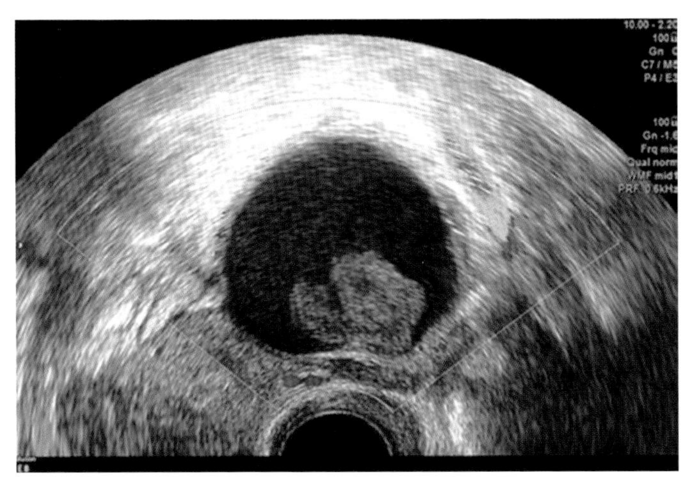

图 3.12　**出血性囊肿经阴道超声扫描**

注意充满血液的囊腔内的血凝块，呈果冻状。

Jain 等描述了出血性囊肿，强调其透声好，是因囊内容物主要为液体。

大多数功能性囊肿是单侧的，常见于未经促排卵治疗的患者，可在 3 个月经周期内自行消失。

关于出血性囊肿的处理，超声放射科医师协会共识声明指出。

- 绝经前妇女
  - 无须超声随访，除非诊断不确定或囊肿＞5cm。

 - 囊肿直径＞5cm：6~12 周超声随访。
- 绝经期早期妇女
  - 6~12 周超声随访，以确认是否还存在初始超声征象。
- 绝经期晚期妇女
  - 可能为非良性囊肿，需考虑手术切除。

卵巢过度刺激综合征

卵巢过度刺激综合征（OHS）是指发生在辅助生殖治疗期间，接受促性腺激素或低频率氯米芬诱导排卵的女性中发生的综合征。这种对卵巢的过度刺激可能会引起严重并发症，如血栓栓塞、肾衰竭、肝功能不全或卵巢破裂出血。内源性促性腺激素的升高很少导致 OHS。

OHS 的生理过程是由于毛细血管通透性增加，导致产生大量的血管外液体，而血管内容量和器官灌注减少，主要表现为腹水、低血压和少尿。

在接受诱导排卵治疗的妇女中，多囊卵巢（PCO）是发生 OHS 的一个危险因素（图 3.13）。一侧卵巢超过 20 个卵泡，直径在 2~9mm 和（或）卵巢体积＞10ml，则视为 PCO（图 3.14）。

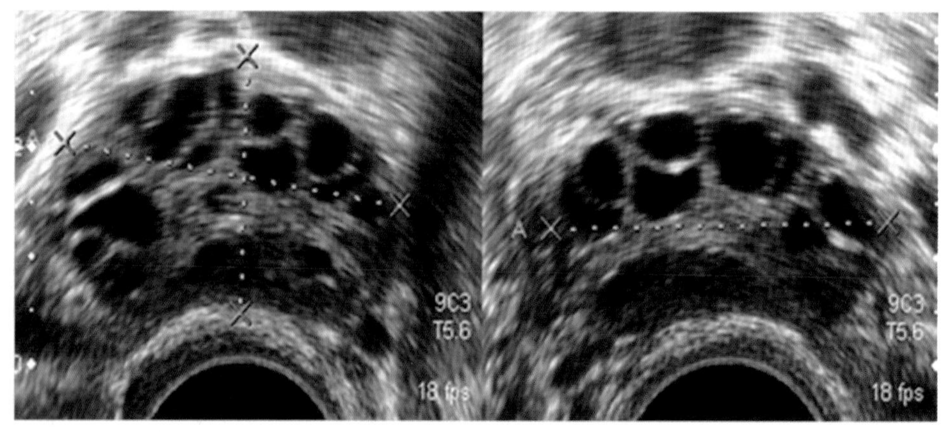

图 3.13 经阴道超声显示多囊卵巢（PCO）

卵泡超过 20 个，直径在 2~9mm。

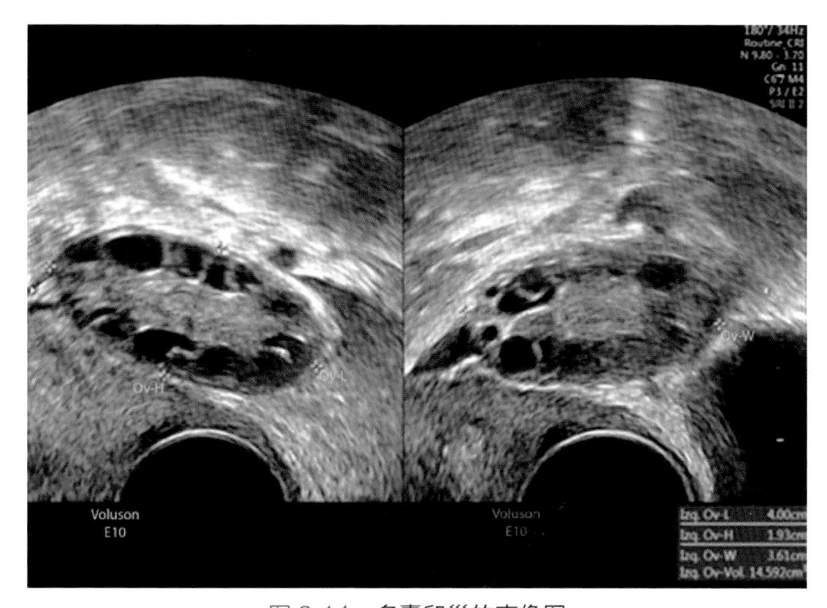

图 3.14　多囊卵巢的声像图

在增大的卵巢实质周边可见大量密集排列的小卵泡结构（14.59ml）。

当超声检查发现卵巢体积增大、Douglas 窝积液（图 3.15）和腹水时（图 3.16），应怀疑 OHS。

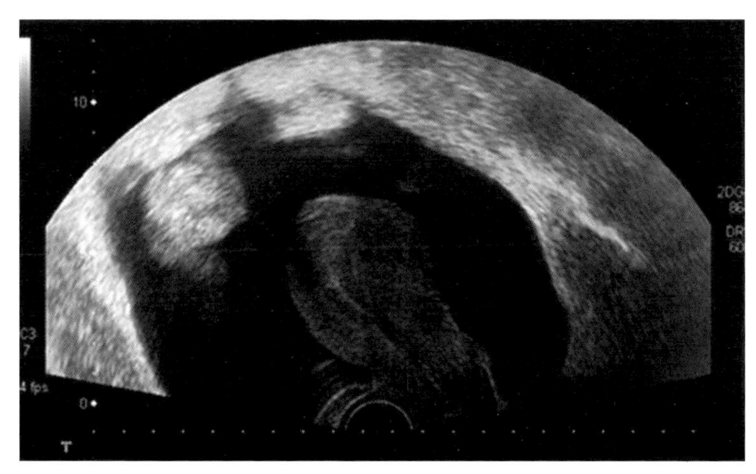

图 3.15　声像图显示 Douglas 窝内的大量液体

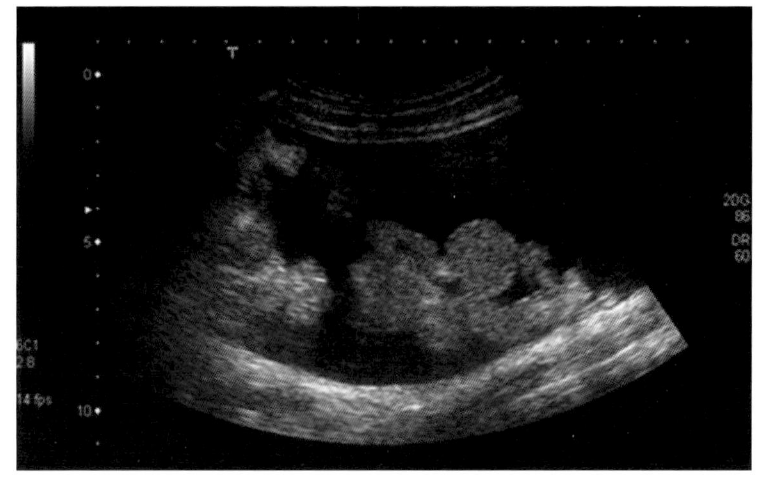

图 3.16　声像图显示重度卵巢过度刺激征患者的腹水

根据卵巢的大小，<6cm 为轻度 OHS(图 3.17),6~12cm 为中度 OHS(图 3.18),>12cm 则为重度 OHS (图 3.19)。

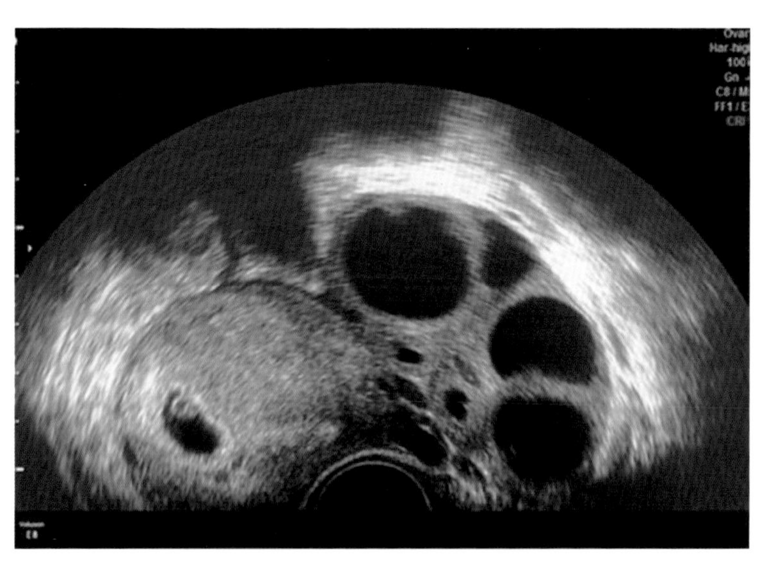

图 3.17　经阴道超声检查显示早期妊娠伴有轻度卵巢过度刺激征

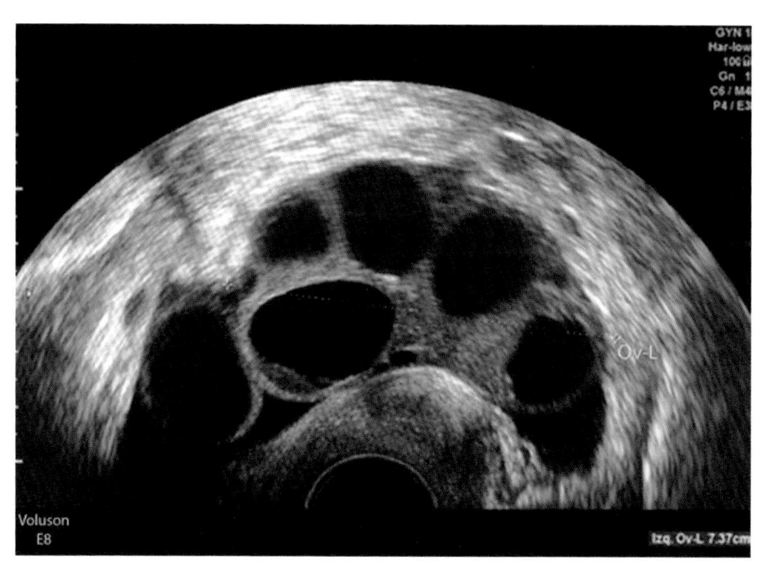

图 3.18　声像图显示中度卵巢过度刺激征

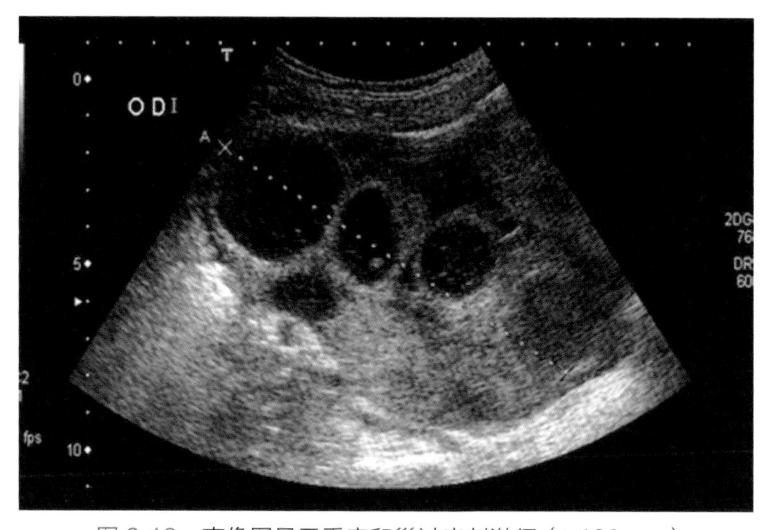

图 3.19　声像图显示重度卵巢过度刺激征（>120mm）

致谢

在巴塞罗那自治大学工程学院调查委员会的支持下。感谢 Beatriz Valero 在这篇文章编辑中的贡献。

第 4 章

盆腔炎性疾病

Stefano Guerriero, Silvia Ajossa, Alba Piras, Eleonora Musa, Virginia Zanda, Valerio Mais, and Anna Maria Paoletti

简介

盆腔炎性疾病（PID）是女性生殖器官的一种疾病，其感染扩散过程由宫颈到子宫体、输卵管到卵巢和盆腔腹膜。

通常，盆腔炎性疾病因临床症状不典型而未能准确诊断，因此该病的实际发病率是低估的。据估计，育龄妇女患病率为 9‰ ~27‰。

盆腔炎性疾病是由细菌引起的，其中大多数是通过性传播的，如沙眼衣原体和淋病奈瑟菌。这种传播可能发生在无保护的性交过程中，但也可能发生在分娩、流产或使用节育器的情况下。

本病是育龄期妇女“非特异性下腹痛综合征”（NSLAP）的一部分，其临床表现多变，而且与生殖器官之间的解剖关系、月经周期和妊娠关系密切。

盆腔炎性疾病是女性急性盆腔痛的主要妇科原因，但很多情况下患者可完全无症状。最常见的症状是下腹痛、发热、下生殖道感染（阴道分泌物异常或出血、瘙痒和异味、排尿困难或疼痛）和性交困难。需要注意的是，因不容易诊断和治疗，盆腔炎性疾病可能导致患者产生严重的短期和长期后遗症，如不孕和异位妊娠（输卵管损伤），以及盆腔慢性疼痛，这些都会增加相应的身心压力。

临床诊断盆腔炎性疾病的敏感性为 60%~70%。实际上，其主要诊断方法是腹腔镜检查，但该方法诊断盆腔炎的可重复性还未得到证实，而且有并发症的风险，费用高且有创。

盆腔炎性疾病的超声表现

过去几年的几项研究表明，输卵管炎性疾病经阴道超声检查有以下图像特征（“软指标”），这对于超声专家（US）来说图像典型，操作可重复。

1. 形状：梨形拉长的无回声或低回声结构。

2. 囊壁。

• 不全分隔，表现为高回声分隔，起源于囊壁一侧，未延续至对侧（图 4.1）。

• 横切面上显示“齿轮征”（图 4.2）。

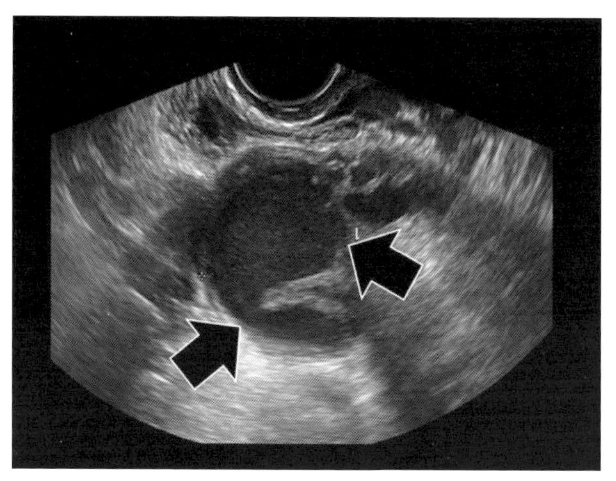

图 4.1　经阴道超声显示一例急性输卵管炎性疾病

可见不全分隔的管样结构，囊内充满低回声液体。

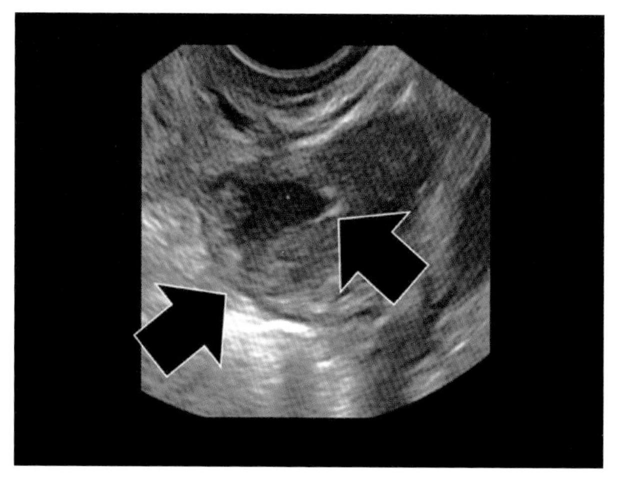

图 4.2　经阴道超声显示一例急性输卵管炎性疾病，可见齿轮征（箭）

- “束腰征”：Patel 等描述为沿囊壁向腔内的反向凹陷（图 4.3）。
- “串珠”征，定义为 2~3mm 大小的囊壁高回声结节（图 4.4）。

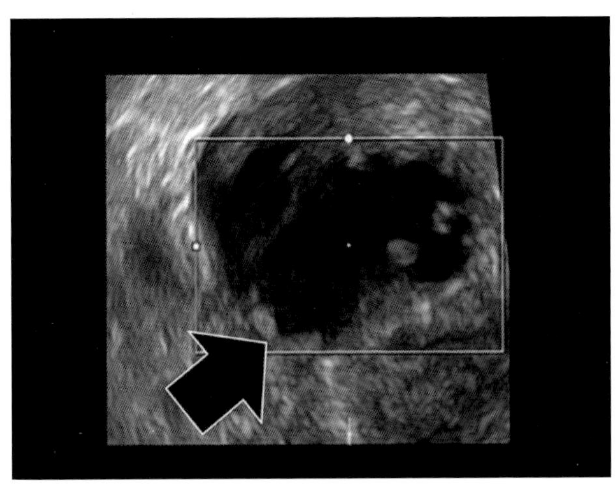

图 4.3 经阴道超声显示束腰征（定义为沿囊壁向腔内的反向凹陷）

（As described Patel MD et al. AJR Am J Roentgenol, 2006 April; 186: 1033–8.）

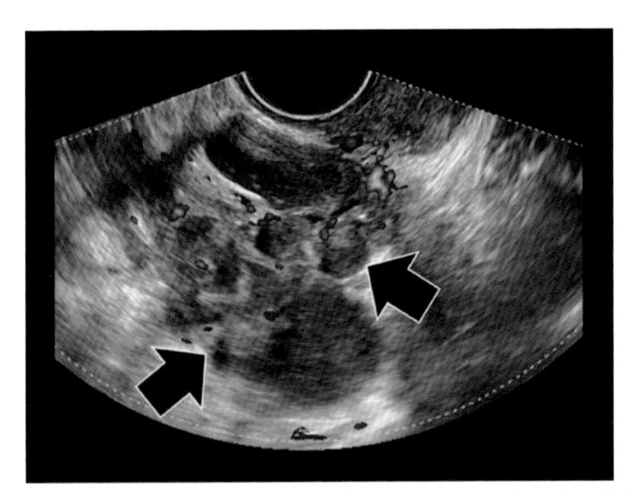

图 4.4 经阴道超声显示串珠征（小的囊壁高回声结节，箭）

3. 壁的厚薄定义为≥5mm 为厚，<5mm 为薄。

4. 炎症扩散至卵巢。

如果卵巢正常，则无异常超声表现。

有症状的急性盆腔炎女性可出现输卵管 - 卵巢复合体（TOC），其定义为经阴道超声可清晰显示卵巢和输卵管，但通过探头加压不能将二者分开（图 4.5）。这种

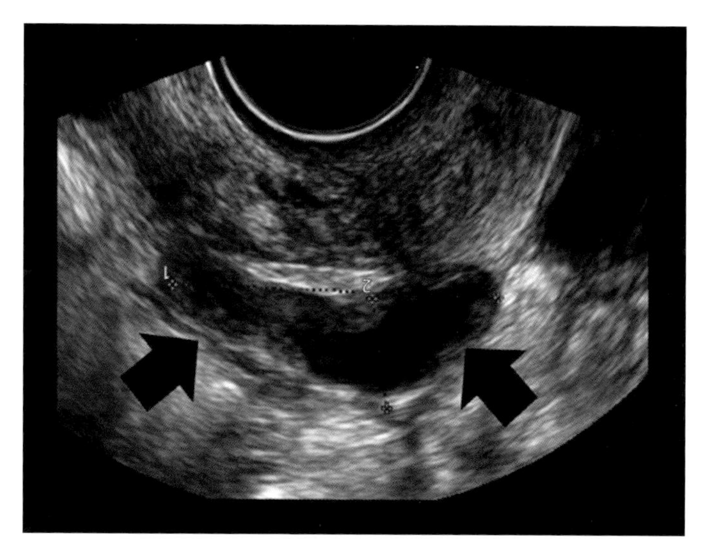

图 4.5　经阴道超声显示的输卵管 - 卵巢复合体（TOC）

病变可以是单侧的，也可以是双侧的。

输卵管 - 卵巢脓肿（TOA）是一种痛性肿块，定义为经阴道超声无法清晰显示卵巢和输卵管，且通过探头加压无法将二者分开。这种病变可以是单侧或双侧，可合并或不合并 Douglas 窝积液。

5. 游离液或腹膜包裹性囊肿，后者定义为无回声的“包裹性积液”，囊壁由腹膜构成，探头加压时无压痛。

这种疾病的自然病程始于输卵管壁的急性炎症阶段，表现为壁增厚（图 4.6 和图 4.7）和水肿（齿轮征），输卵管内的黏液或脓性物质可向外到达盆腔。在输卵管远端阻塞的情况下，黏液或脓性内容物使输卵管壁扩张，导致输卵管积液或积脓。输卵管在急性期和慢性期超声表现均为烧瓶状，可见不全分隔和串珠征（图 4.8 和图 4.9）。如果此时输卵管通畅，一种或多种微生物可到达卵巢。特别是在排卵期间，细菌可侵入卵巢内，随后炎症扩散并形成输卵管 - 卵巢复合体（TOC），超声图像表现为炎性特征，如输卵管壁增厚或齿轮征。此时，通过药物 / 手术治疗一般可恢复正常解剖结构；但如果过了这个阶段，接下来几天，炎症会发展成脓肿（TOA）并使附件功能完全丧失，同时炎症会蔓延至对侧的附件区，从而形成对侧的输卵管 - 卵巢复合体（TOC）。

如果不采用药物或手术治疗，且炎性未自行消退，则转为慢性期。此时，输卵管内会出现积液，输卵管壁变薄，<5mm（图 4.10）。

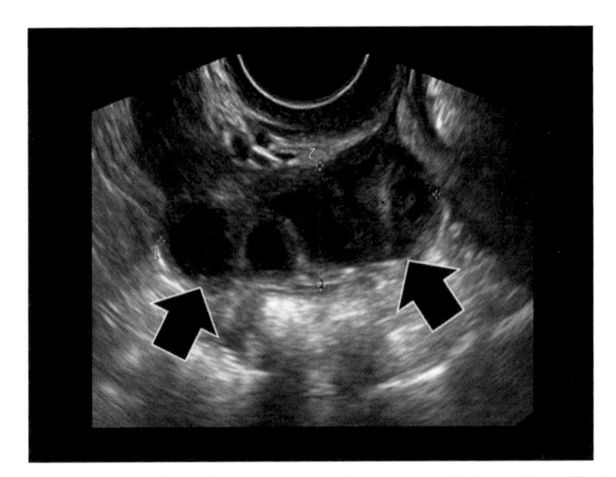

图 4.6 经阴道超声显示的急性输卵管炎增厚的输卵管壁

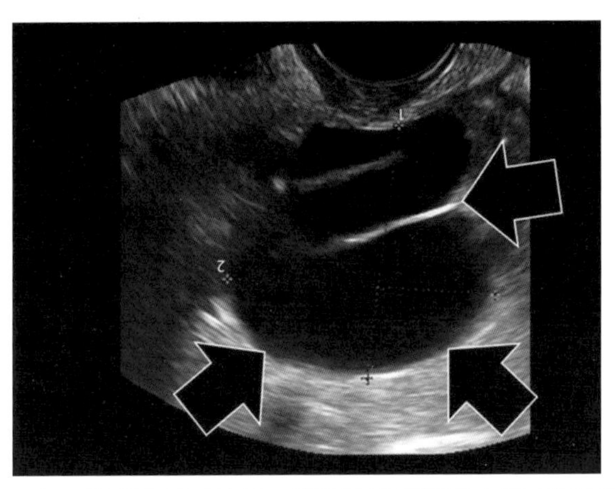

图 4.7 经阴道超声显示的另一例急性输卵管炎症增厚的输卵管壁

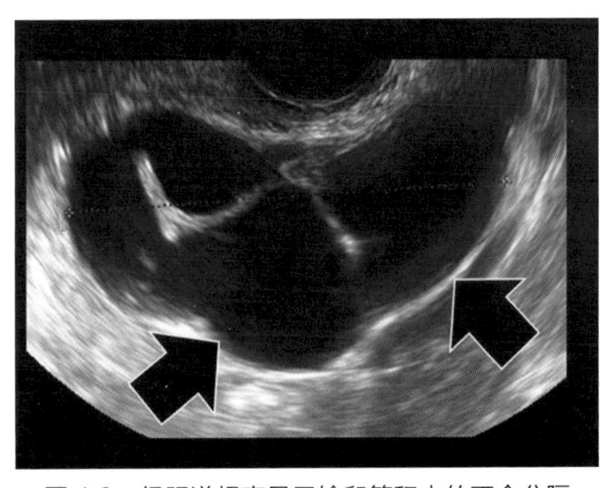

图 4.8 经阴道超声显示输卵管积水的不全分隔

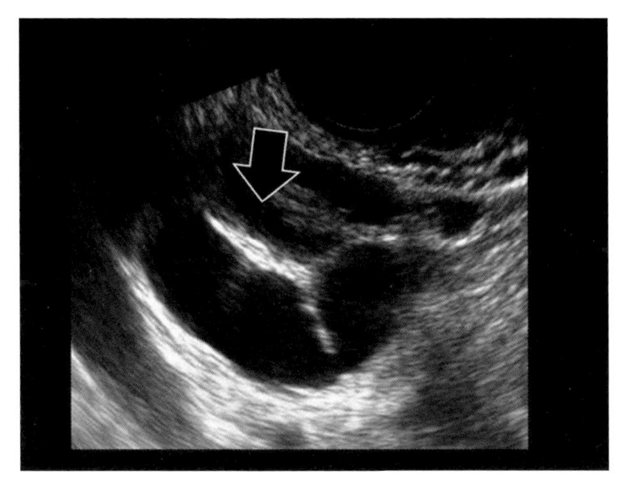

图 4.9　经阴道超声显示另一例输卵管积水的不全分隔

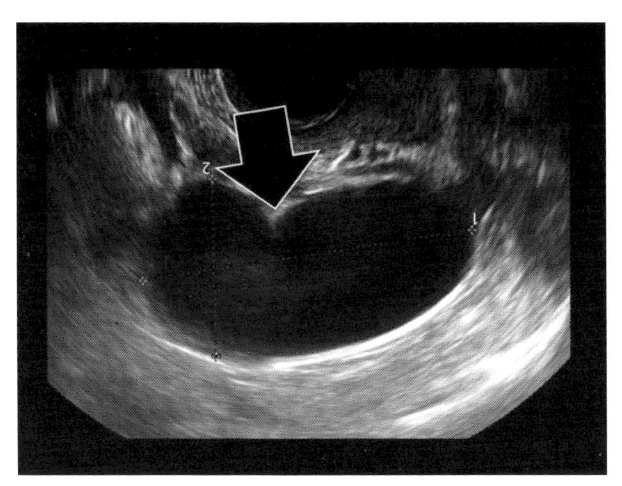

图 4.10　慢性输卵管炎

经阴道超声显示慢性输卵管炎，包绕卵巢的薄壁输卵管（<5mm）。

一些学者混淆 TOC 和 TOA 的概念。前面我们已经解释了它们是指同一疾病的两个不同阶段。它们在超声检查中表现不同，治疗方法不同。

据报道，超声对 TOA 的诊断敏感性为 93%，特异性为 98%。使用能量多普勒技术（PD）可探查与炎症相关的典型富血供表现，从而提高诊断准确性。

Molander 等指出，经阴道超声技术（TVS）可准确鉴别急性盆腔炎（通常输卵管通畅）和非急性输卵管积液（伴有输卵管积脓）。此外，他们还关注了输卵管壁的厚度，提示管壁厚度>5mm，且超声显示齿轮征时高度怀疑急性盆腔炎；然而，在急性盆腔炎和非急性输卵管积液（图 4.13 至图 4.15）中均可检测到不全分隔的超声征象（图 4.11 和图 4.12）。新的重要超声征象是应用能量多普勒技术检测到急性盆腔炎增厚的管壁上存在多条血管（图 4.16），其血流阻抗（FI）低于输卵管积液，而这两种疾病（急性盆腔炎和输卵管积液）的搏动指数（PI）有差异。

盆腔炎和活动性子宫内膜异位囊肿破裂的鉴别诊断很重要，因为在对急性盆腔疼痛的患者进行能量多普勒检查时，活动性子宫内膜异位囊肿破裂也可导致高度血管化的盆腔炎过程。

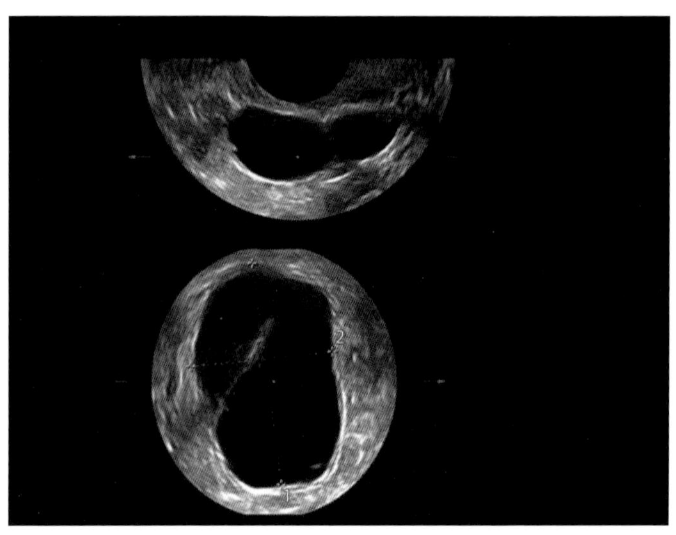

图 4.11　三维超声显示冠状面的渲染模式，提高了不全分隔的可视性

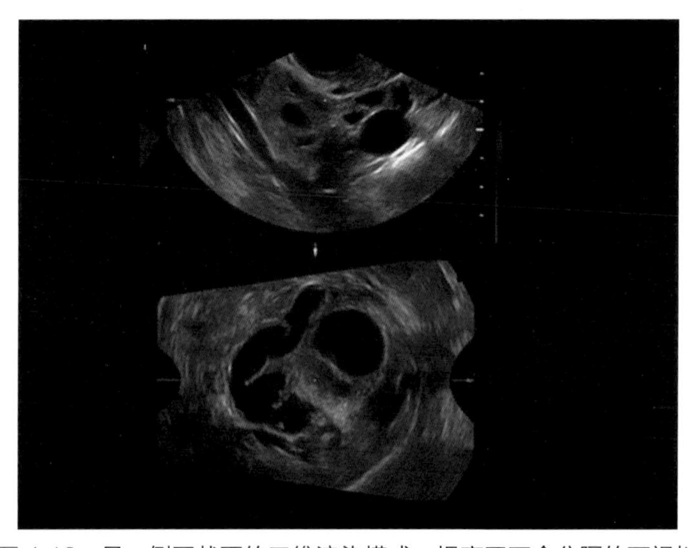

图 4.12　另一例冠状面的三维渲染模式，提高了不全分隔的可视性

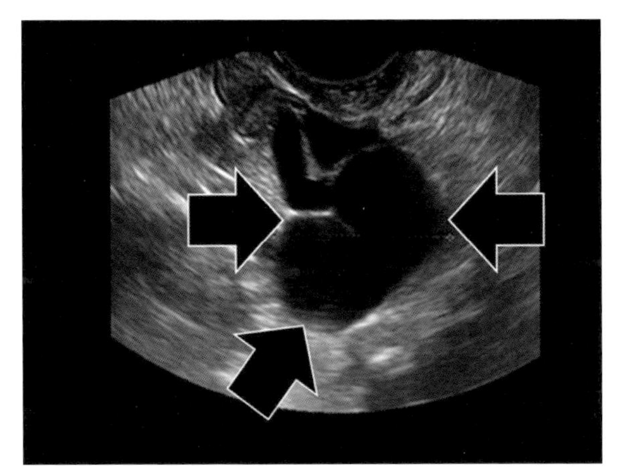

图 4.13 输卵管积液表现为多房
通过旋转探头，大部分病例可显示不全分隔。

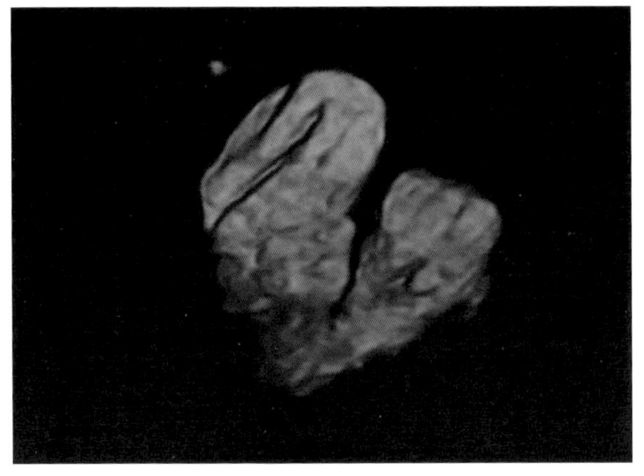

图 4.14 输卵管积液的三维渲染反转模式图

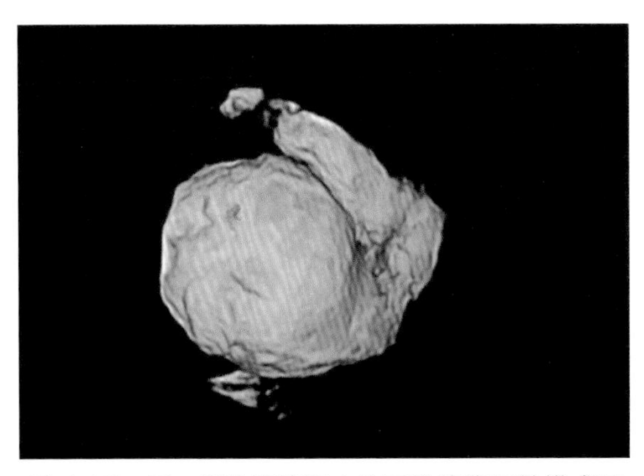

图 4.15 另一例输卵管积水的三维渲染反转模式图

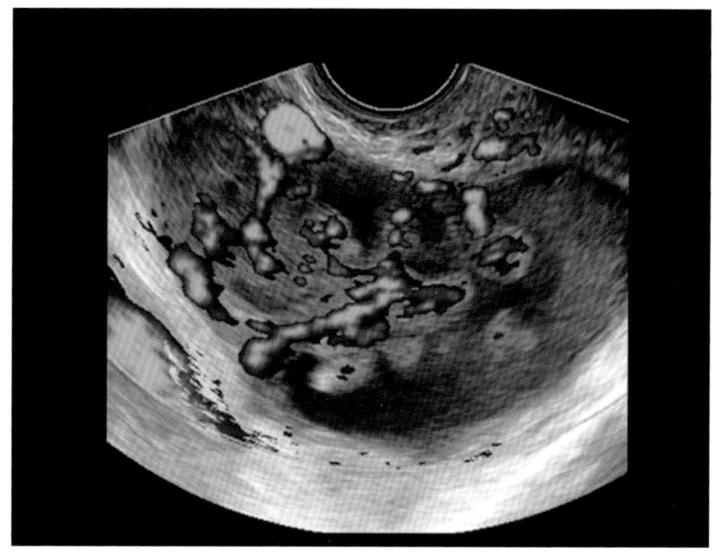

图 4.16 **急性输卵管炎性疾病患者**

经阴道能量多普勒超声显示丰富血流信号（彩色血流评分 4 分）。

关于盆腔炎的经阴道彩色多普勒超声特征，Kupesic 等报道，76% 急性盆腔炎女性彩色多普勒显示附件区富血管肿块，在急性盆腔炎时血流阻力指数（RI）低于慢性期（图 4.17），Alatas 等证实了这一观点。

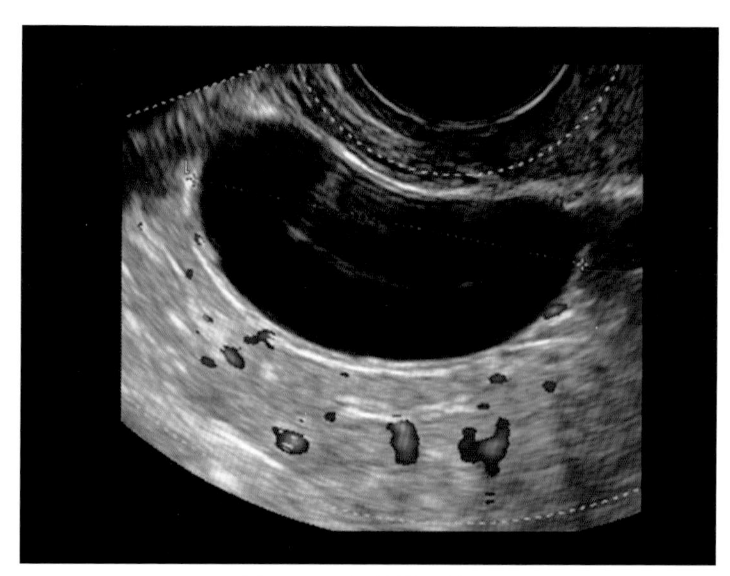

图 4.17 **慢性输卵管炎**

慢性输卵管炎性疾病患者的经阴道彩色多普勒超声显示的少许点状血流信号（彩色血流评分为 2 分）。

有学者报道，由于充血的原因，输卵管动脉的血流阻力指数 RI 与急性盆腔炎的严重程度呈比例降低，而在炎症期消退时，同一血管的阻力指数增大。然而，与常规彩色多普勒相比，能量多普勒技术在评估盆腔炎性疾病方面提供了更多的信息，如可显示常规彩色超声无法检测到的血流信号。但是，该技术有赖于检查者的经验，因为能量多普勒技术也有局限性，如运动伪影（通常是由于肠蠕动）和邻近附件的盆腔血管的闪动。因此，由超声专家使用能量多普勒技术进行经阴道超声检查是诊断盆腔炎的首选方法，因为该方法准确、可重复和无创。

第 5 章

痛经与子宫腺肌病

Juan Luis Alcázar

简介

痛经是指月经期子宫源性的疼痛，是不同年龄及种族妇女的常见问题之一。痛经的发生率很难确切估计，为 45%~93%。

痛经危险因素包括月经量多、经前期综合征、月经周期不规则、年龄（30 岁以下）、初潮年龄<12 岁、低体重指数。

痛经分为原发性痛经（无器质性疾病）和继发性痛经（与潜在的盆腔病变相关）。继发性痛经最常见的病因是子宫内膜异位症和子宫腺肌病；其他可能导致继发性痛经的原因包括子宫内膜息肉、子宫肌瘤、先天性子宫发育异常和盆腔炎性疾病。

本章我们将回顾与原发性痛经和子宫腺肌病相关的超声表现。其他病因引起的继发性痛经将在其他章节讨论。

原发性痛经

如前所述，原发性痛经定义为无器质性疾病的月经痛，因此诊断原发性痛经需要排除任何可能的子宫和盆腔占位性病变，目前原发性痛经的最终病因尚未明确。然而，众所周知，子宫前列腺素水平过高（PGF2α 和 PGF2）会导致子宫张力和收缩增加，在痛经的发病机制中起重要作用，子宫过度收缩导致子宫缺血引起继发性疼痛。

原发性痛经妇女在确诊前均应考虑经阴道超声检查以排除引起继发性痛经的病因，如子宫内膜息肉（图 5.1）、子宫肌瘤（图 5.2）。原发性痛经患者超声检查子宫附件及盆腔均正常（图 5.3 和图 5.4）。Zebitay 等曾报道，经腹部超声评估重度痛经女孩的宫颈长度大于无痛经者。这是一个有趣的发现，但无其他研究证实。

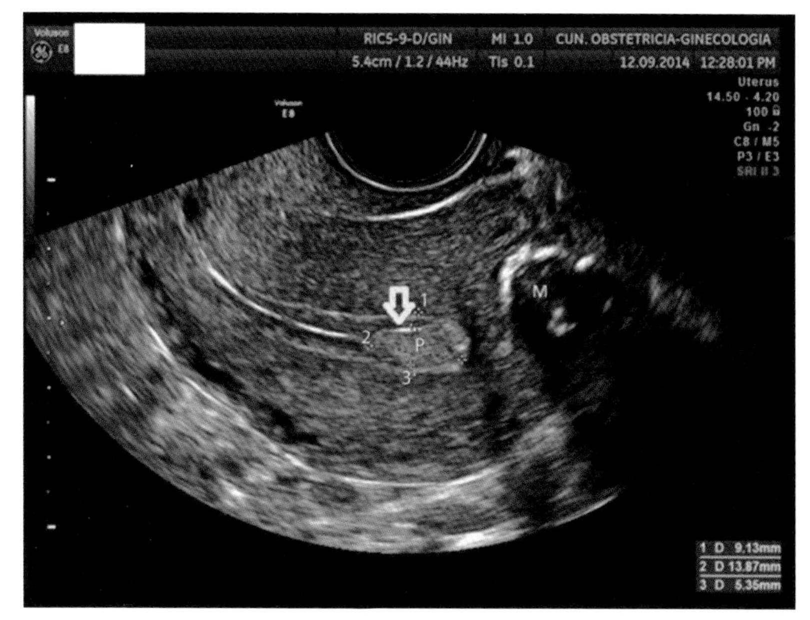

图 5.1　子宫内膜息肉

经阴道超声子宫内膜息肉呈高回声，均匀、边界清楚的宫腔占位（P）。可见高回声边界（箭）。同时图中可见伴钙化的肌瘤（M）。

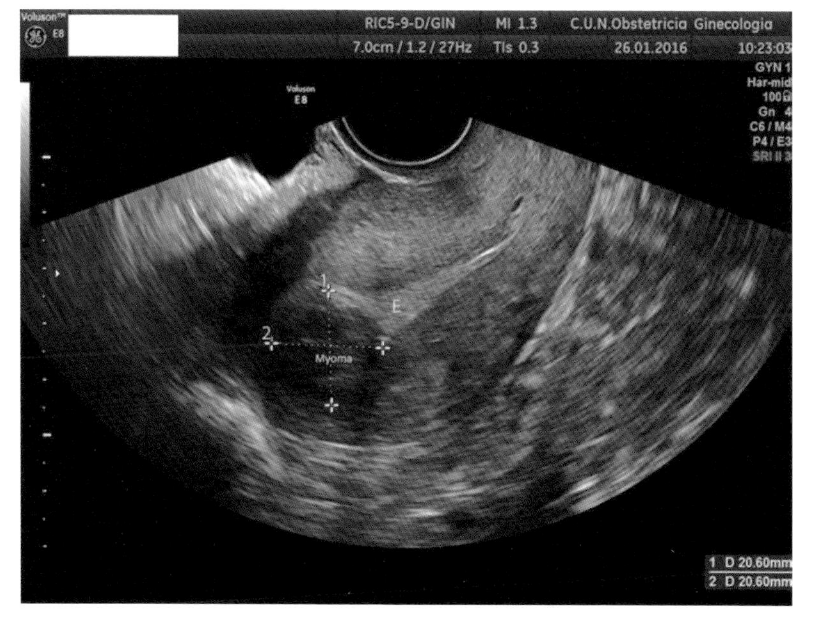

图 5.2　子宫肌瘤

经阴道超声显示子宫肌瘤位于肌层内，呈均匀低回声、边界清楚的病灶，挤压子宫内膜（E）。

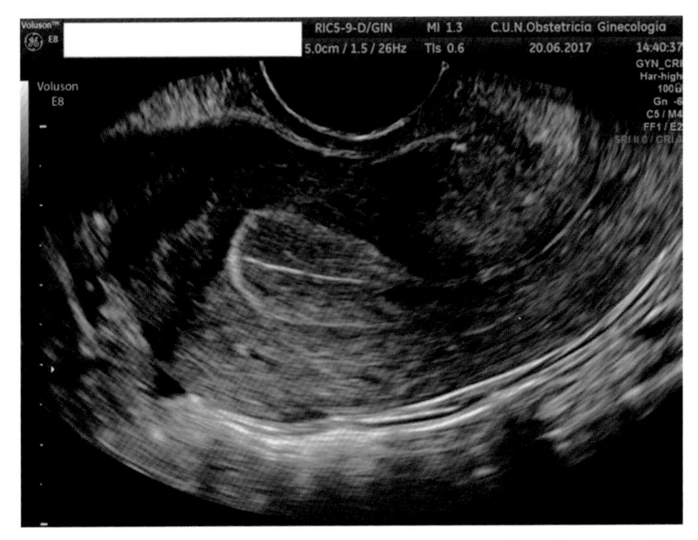

图 5.3 经阴道超声显示原发性痛经女性正常的内膜三线征（矢状切面）

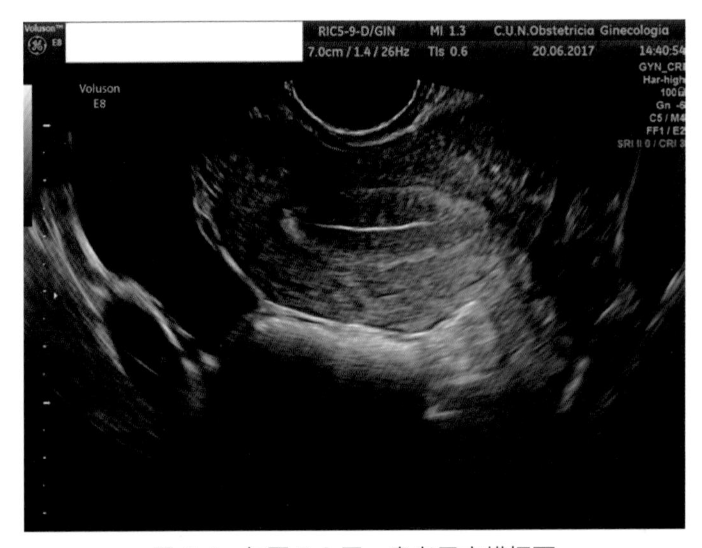

图 5.4 与图 5.3 同一患者子宫横切面

因为子宫缺血与原发性痛经存在潜在关系，一些研究对痛经女性采用多普勒超声评价其子宫的血管化。Dmitrovic 等评价了 42 例原发性痛经女性和 50 例健康对照病例，发现与正常对照组相比，原发性痛经组的子宫动脉和弓状动脉的脉冲多普勒指数（搏动指数和阻力指数）不仅在月经期而且在整个月经周期中均明显增高（图 5.5）。这一发现支持子宫缺血是原发性痛经的发病机制，与 Altunyurt 等的研究结论一致。

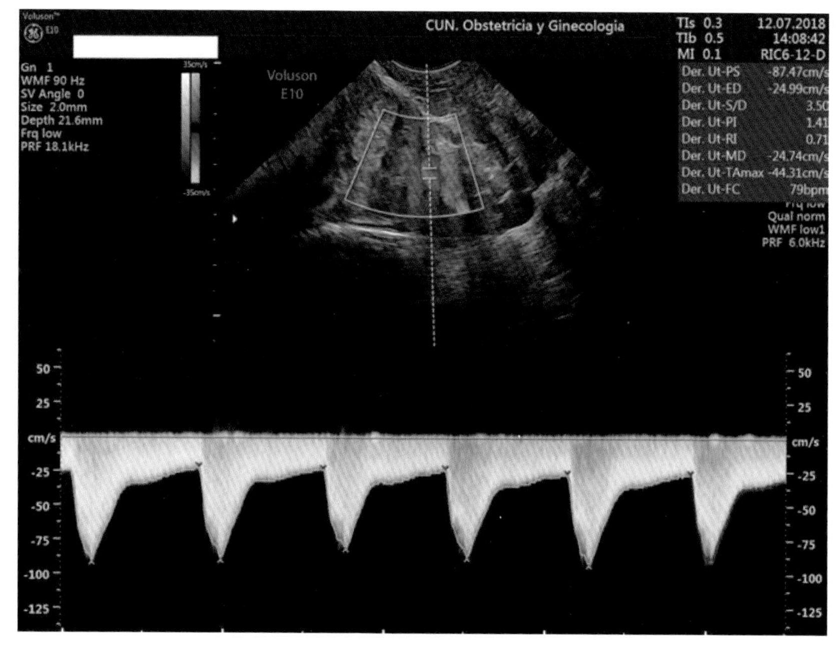

图 5.5　脉冲多普勒对子宫动脉血流速度波形评估

Dmitrovic 等同时也发现，痛经的严重程度与弓形动脉的脉冲多普勒参数相关。严重痛经与轻度痛经和正常对照组妇女相比，黄体期弓形动脉的阻力指数较高（血流更少）。有趣的是，Celik 等发现了相似的结论；而 Celik 等还发现原发性痛经患者的子宫动脉血流量夜间减少，提示子宫动脉血流量存在昼夜节律，而健康对照组则无这一现象。

Royo 和 Alcázar 利用三维能量多普勒超声评价不同程度原发性痛经患者的子宫肌层血管化程度。在患者认为疼痛最严重时进行检查，通过计算三维能量多普勒参数评估整个子宫肌层的血管化情况，即血管化指数（VI），血流指数（FI），血管化血流指数（VFI）（图 5.6）。结果发现，严重痛经组 VI 和 VFI 明显高于轻度痛经组或无痛经组，这一发现令人吃惊，因为 VI 和 VFI 增高提示着更高的血管化程度，笔者猜测这可能是因为子宫肌层收缩导致大量的静脉扩张所致（而能量多普勒并不能区分动脉和静脉）。

总之，超声在原发性痛经诊断中的主要作用是排除子宫和盆腔病变。有证据表明，严重的原发性痛经患者子宫血流量减少，这一观点支持子宫缺血是原发性痛经的发病机制之一。

(a)

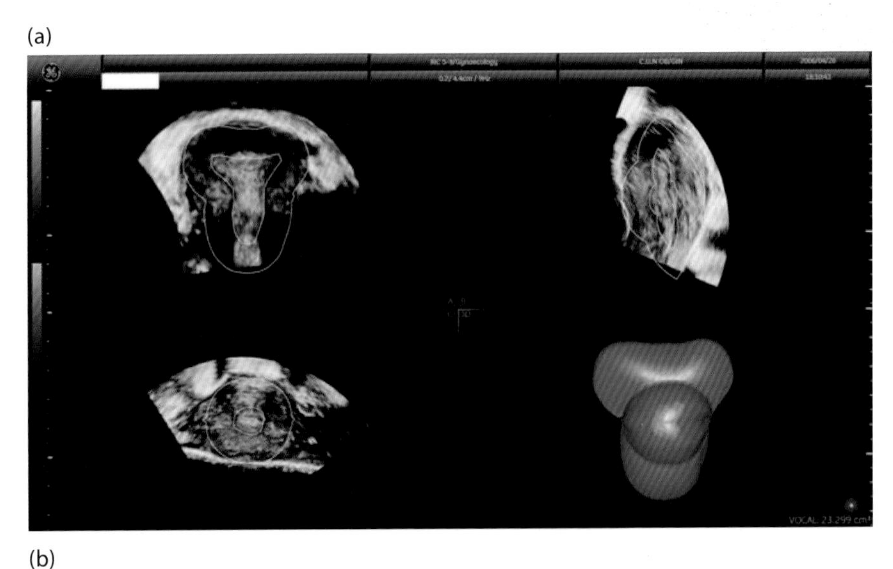

(b)

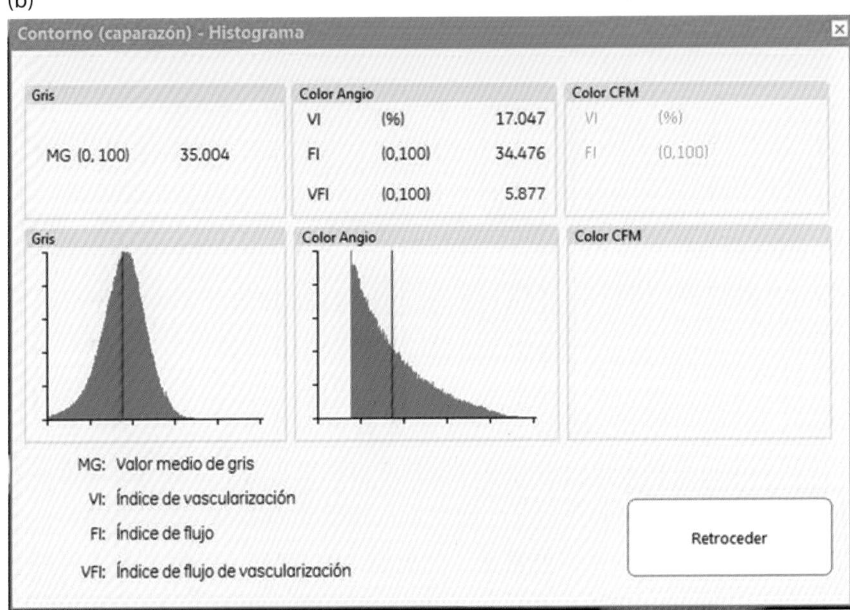

图 5.6　三维超声重建勾勒子宫肌层（a），相应的三维超声血管参数（b）

子宫腺肌病

概述

子宫腺肌病是指子宫内膜腺体异位生长于子宫肌层的良性病变。病因和发病机制尚不明确。据估计，女性发病率为 20%~35%。子宫腺肌病的危险因素包括多产、流产、剖宫产、月经初潮早、肥胖、月经周期短、刮宫术和年龄。

子宫腺肌病需要组织学分析来确诊。子宫切除是最佳方法，但因患子宫腺肌病的女性多处于生育期，这一方法不适合常规应用。目前，微创的检查方法有较高的特异性，如细针穿刺活检，但敏感性有限。

如前所述，子宫腺肌病的发病机制尚不清楚，目前对于疾病的起源有两个理论。其中最广为接受的理论是组织损伤修复导致的子宫内膜基底层内陷理论，另一种理论认为是胚胎多能苗勒残余细胞的化生或成体干细胞异常分化。

子宫腺肌病无特异性症状，最常见的相关症状是盆腔痛（痛经、性交困难或慢性盆腔痛），异常子宫出血和腹部胀痛，但是也有高达 30% 的患者无症状，而相关症状也无特异性，这些症状也可出现在其他子宫和盆腔病变中，如子宫内膜异位症、子宫平滑肌瘤或子宫内膜息肉。

子宫腺肌病与不孕和不良妊娠结局相关。

子宫腺肌病的治疗取决于是否有以下临床症状，如疼痛、异常子宫出血、不孕等。药物治疗是子宫腺肌病的一线治疗方法。目前有多种药物治疗方案，但是没有单一明确的治疗药物。同时针对子宫腺肌病的最佳治疗尚无特定指南可循。

在不同的药物治疗中，非甾体抗炎药和激素疗法如孕激素（醋酸炔诺酮、达那唑、地诺孕素和左炔诺孕酮宫内缓释剂）或口服避孕药是最常见的，促性腺激素释放激素 GnRH 类似物也是一种选择，但是必须结合补充疗法一起应用。还有一些药物正在研究中，包括芳香酶抑制药，促性腺激素释放激素拮抗药，丙戊酸和抗血小板治疗。

手术在子宫腺肌病的治疗中也发挥重要作用。手术适应证包括药物治疗失败、不孕、反复流产和期望保留生育功能。全子宫切除是手术治疗的金标准。手术治疗可 100% 缓解出血症状，但术后患者可能还会有持续性疼痛（尤其是同时存在子宫内膜异位症时），而全子宫切除无法保留生育功能。作为子宫切除的替代术式，其他手术方法有子宫腺肌病病灶切除术，子宫壁楔形切除术，“三叶瓣”式病灶切除术和不对称切除术。

子宫腺肌病超声诊断

子宫腺肌病相关影像学表现多样。在介绍超声表现之前，重要的是讨论子宫腺肌病的分类。以往根据超声、磁共振成像和临床组织学检查结果对子宫腺肌病的类型和范围进行了分类（表 5.1）。

表 5.1　子宫腺肌病的类型和范围分类

作者	年份	分类	判定标准
Bird	1972	Ⅰ级：病灶位于内膜基底层下	组织学
		Ⅱ级：病灶达中肌层	
		Ⅲ级：病灶超过中肌层	
Gordts	2008	JZ 增厚（JZ 厚度 8~12mm）	MRI
		局灶型	
		弥漫型	
		JZ＞12mm 的子宫腺肌病，病灶累及子宫外肌层	
		子宫腺肌瘤（边缘模糊的子宫肌层内肿块）	
Kishi	2012	Ⅰ型（内生）：累及 JZ 的子宫腺肌病	MRI
		Ⅱ型（外生）：子宫腺肌病累及子宫浆膜层，不累及子宫黏膜层	
		Ⅲ型（肌壁间）：子宫腺肌病仅累及子宫肌层	
		Ⅳ型（不确定）：根据Ⅰ～Ⅲ型无法分类	
Chapron	2017	孤立弥漫性性子宫腺肌病	MRI
		累及外肌层的孤立性局灶性子宫腺肌病（FAOM）	
		弥漫性和 FAOM 子宫腺肌病	
Pistofidis	2014	弥漫型	组织学
		硬化型	
		结节型	
		囊腔型	
Grimbizis	2014	弥漫性：包括 JZ 增厚和外肌层广泛受累	组织学
		局灶性：包括子宫腺肌瘤和囊性子宫腺肌病	
		息肉样腺肌瘤	
		典型的	
		非典型	
		其他类型	
		宫颈腺肌瘤	
		腹膜后子宫腺肌病	
Bazot	2018	内肌层子宫腺肌病	MRI
		局灶型	
		表浅型	
		弥漫型	
		子宫腺肌瘤	
		外肌层子宫腺肌病	
		后壁性	
		前壁性	

经阴道超声（TVS）是评估子宫腺肌病的良好影像检查技术。采用经阴道超声评估子宫腺肌病时，一定要考虑子宫肌层是否有明显的三层：即外层、中层和内层。内层位于子宫内膜下方，经阴道超声显示为低回声，称为结合带（JZ）。中层回声最高，由弓状血管与外层隔开，外层从弓状血管延续至子宫浆膜层（图 5.7）。

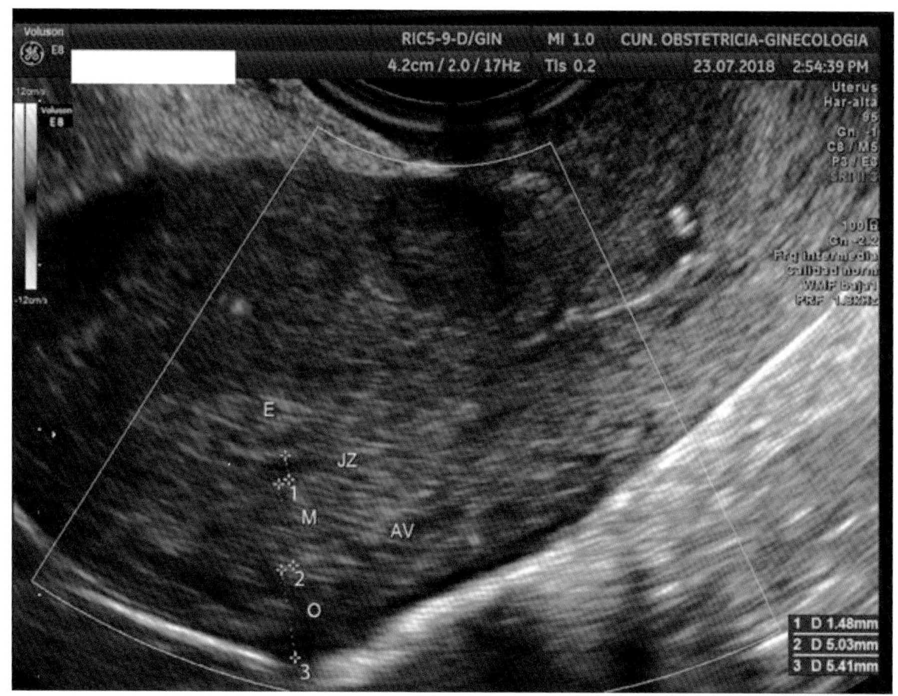

图 5.7　经阴道超声显示子宫肌层

JZ. 结合带（观察为低回声线）；M. 中间层；O. 外层；AV. 弓状血管；E. 子宫内膜。

子宫腺肌病超声诊断标准包括：子宫整体增大（图 5.8）、扇形声影（图 5.9）、肌层不对称（图 5.10）、肌层内岛状回声灶（图 5.11）、肌层囊肿（图 5.12）、结合带增厚（图 5.13）、中断或不规则（图 5.14）、子宫肌层不均匀（图 5.15）。

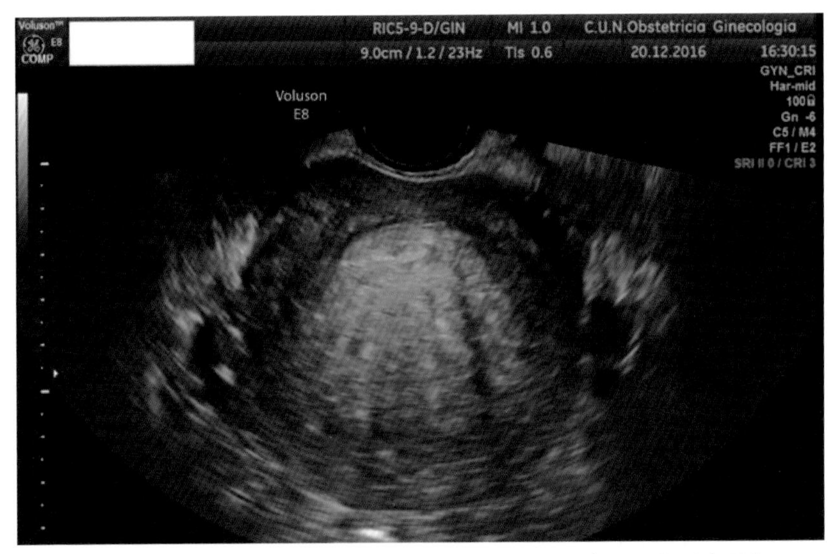

图 5.8 经阴道超声显示腺肌病子宫呈球形增大（可见扇形声影）

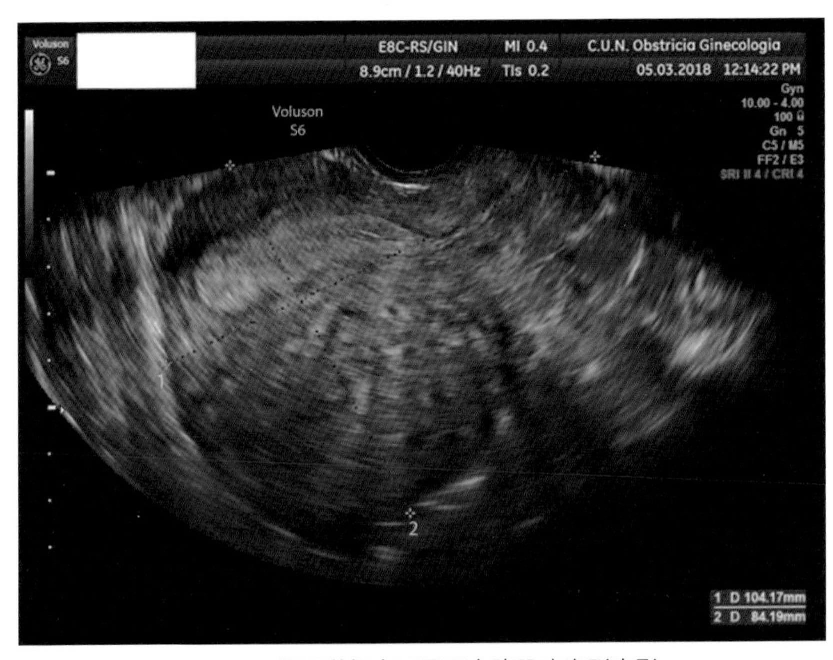

图 5.9 经阴道超声可见子宫腺肌病扇形声影

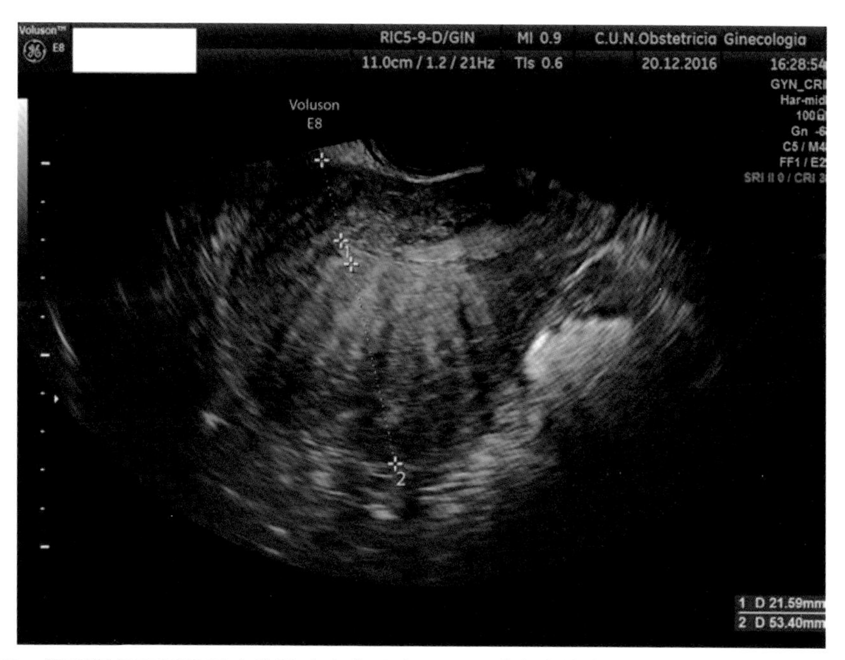

图 5.10 经阴道超声显示子宫腺肌病患者子宫肌层不对称（前壁：21.6mm，后壁：53.4mm）

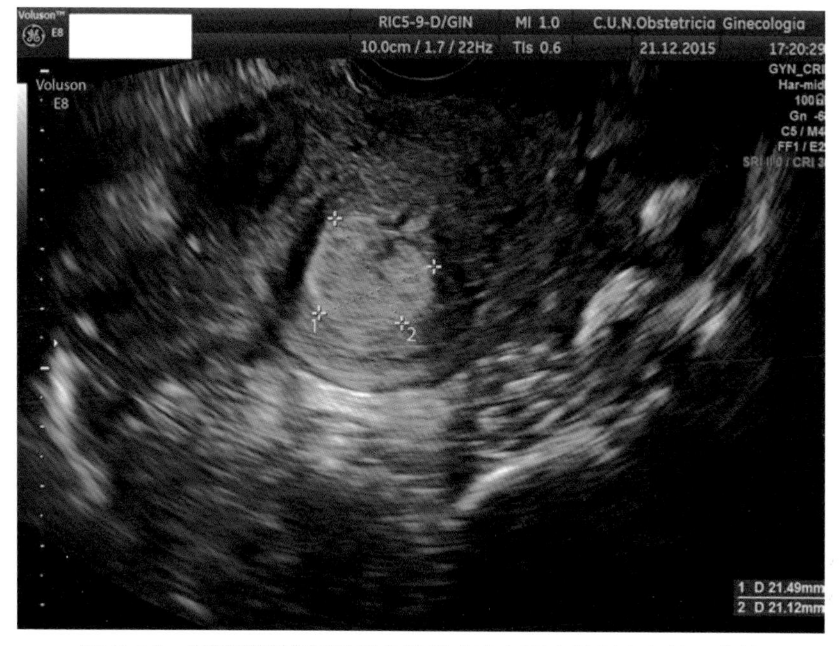

图 5.11 经阴道超声显示子宫腺肌病患者子宫肌层内岛状回声灶

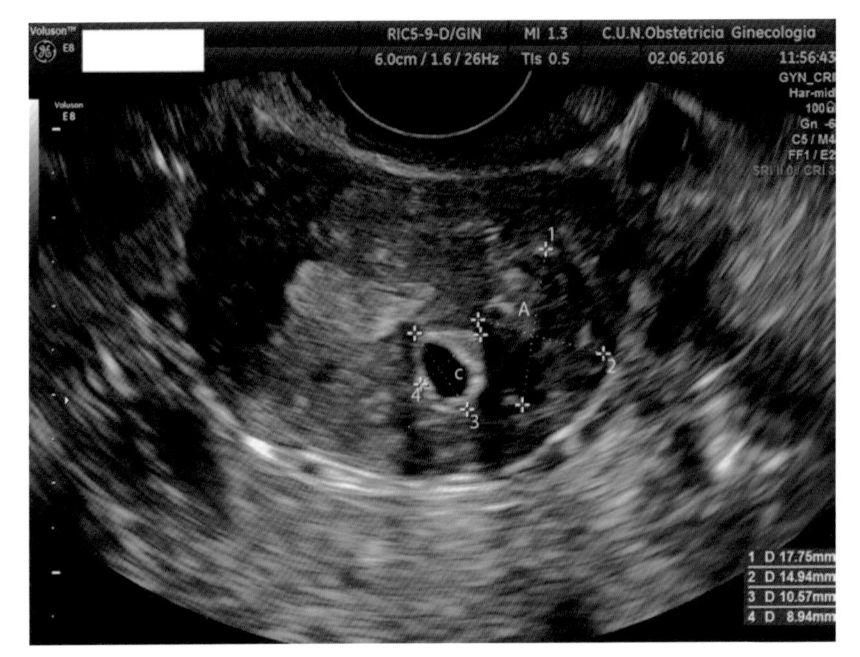

图 5.12 子宫腺肌病

子宫腺肌病经阴道超声显示子宫肌层囊肿伴高回声边缘（c）和子宫腺肌瘤（A），表现为边界不清的病灶。

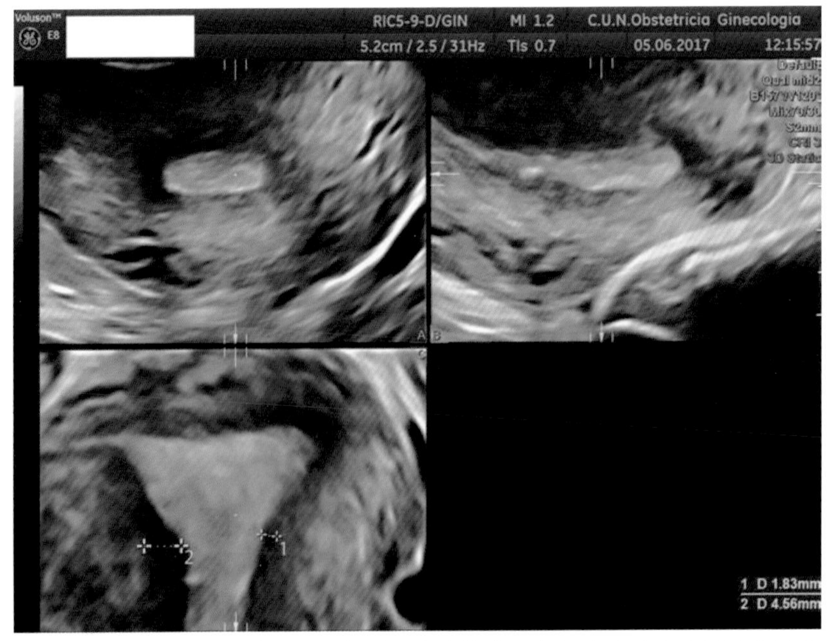

图 5.13 三维超声容积对比成像（VCI）测量结合带（JZ）厚度（注意右侧子宫壁 JZ 增厚）

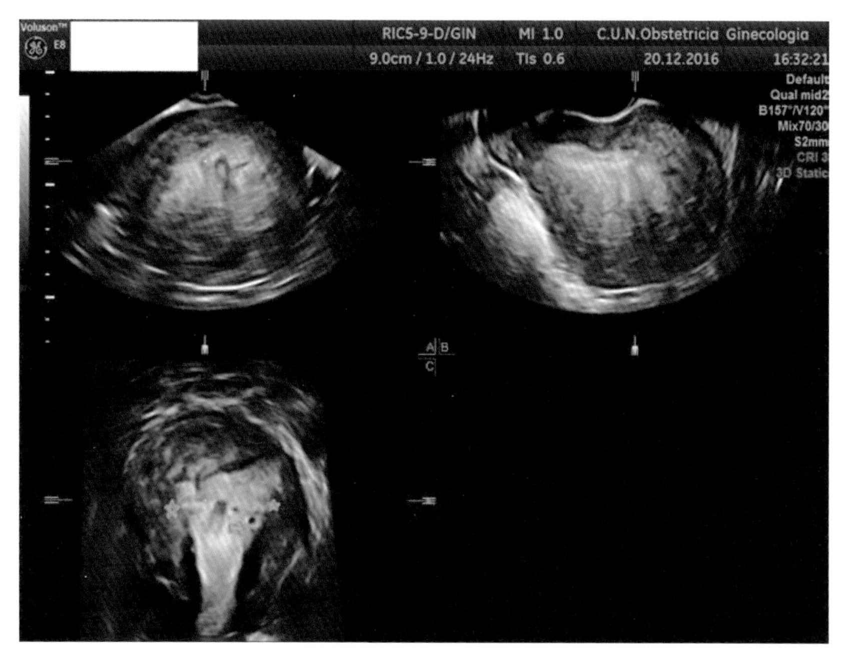

图 5.14　三维超声显示子宫冠状面结合带 JZ 中断（星号），JZ 内有囊性病变（箭）

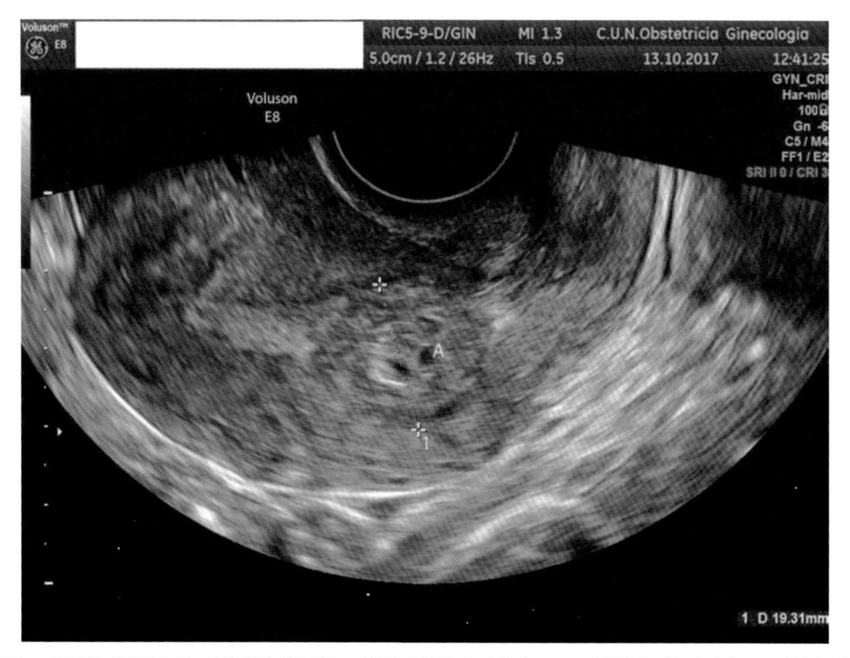

图 5.15　经阴道超声显示子宫腺肌病患者子宫肌层不均匀，合并腺肌瘤（A），病灶边界不清

多数子宫腺肌病边界不清。但在某些情况下，可表现为有边界的占位性病灶，即所谓的子宫腺肌瘤（图 5.16）。尽管子宫腺肌瘤似乎边界清楚，但异位内膜组织在子宫肌层内分布通常更为弥漫。子宫肌层囊肿的数量、大小和位置也有所不同（图 5.17）。

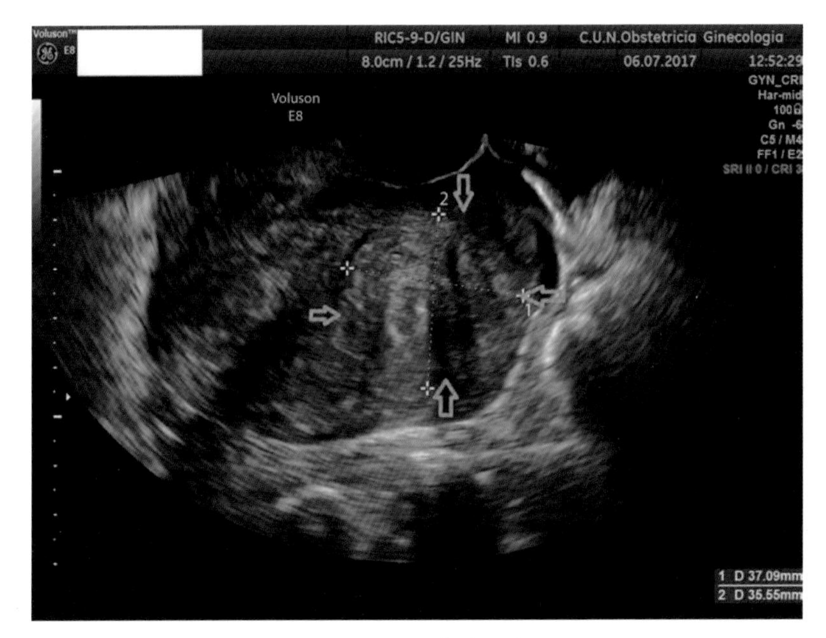

图 5.16　子宫腺肌瘤

经阴道超声显示一例表现为子宫腺肌瘤的子宫腺肌病，病灶边界不清、回声不均匀（箭）。

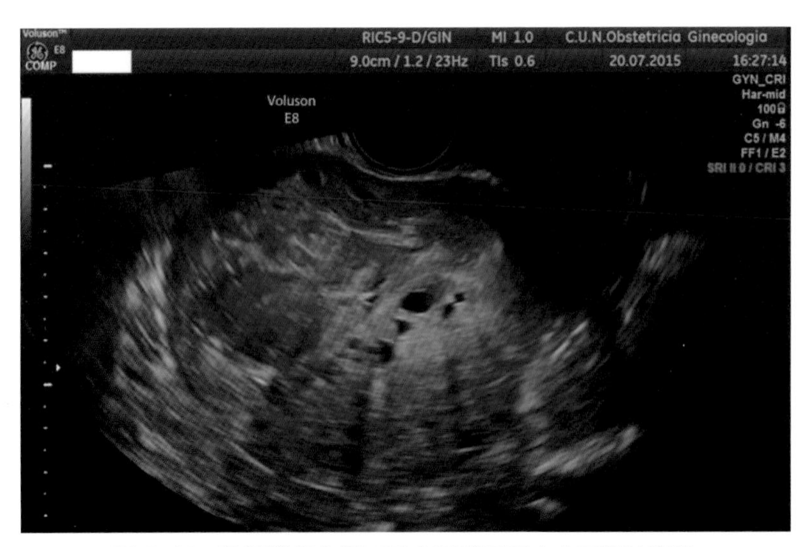

图 5.17　经阴道超声显示子宫后壁肌层大小不等的囊肿

彩色或能量多普勒因为可以显示局部血管化情况，因此可能有助于诊断子宫腺肌病（图 5.18），并有助于区分子宫腺肌瘤与平滑肌瘤，子宫腺肌病病灶血管与子宫内膜垂直，而平滑肌瘤血管包绕病灶形成环形血流（图 5.19）。

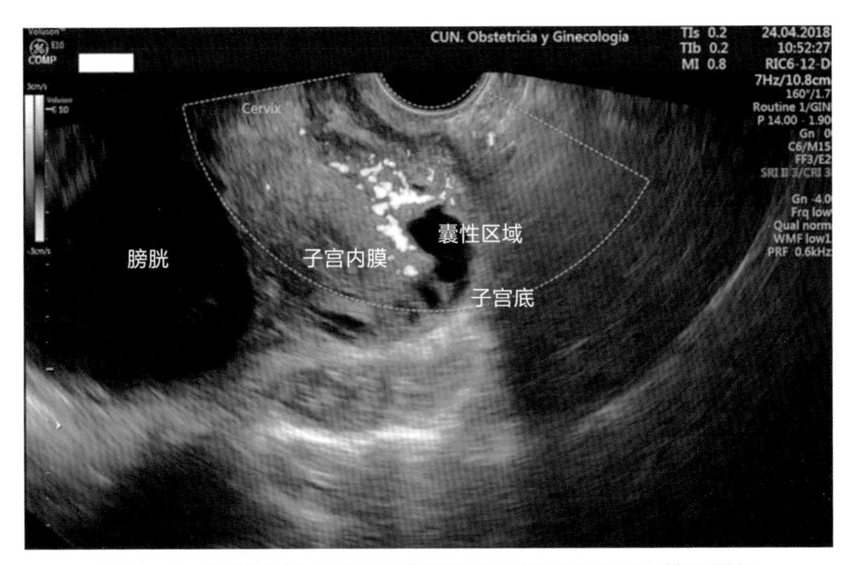

图 5.18　经阴道超声显示子宫腺肌病局部子宫肌层血管化增加

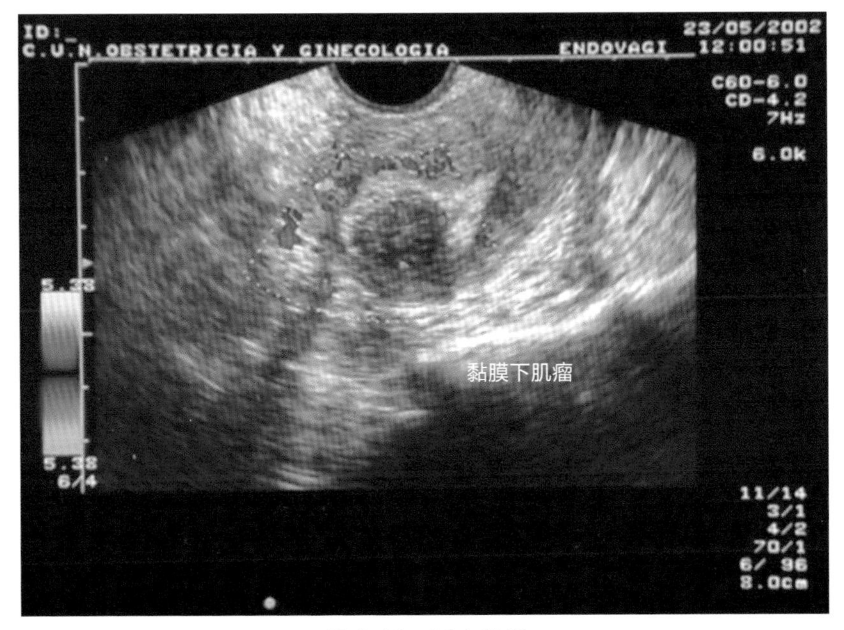

图 5.19　子宫肌瘤

经阴道超声显示典型的子宫肌瘤环状血流，有助于鉴别肌瘤和腺肌瘤。

虽然可以通过二维超声观察结合带。但是三维超声作为一种新技术，可以更好地评价结合带，尤其是在冠状面。Exacoustos 等发现，结合带的厚度增加和结合带断裂与子宫腺肌病存在相关性。因此，建议在子宫冠状面和矢状面测量结合带的最厚处和最薄处（图 5.20），结果发现结合带的最厚处>8mm 或最厚处与最薄处之间的厚度差异>4mm 对子宫腺肌病有高度预测价值。Luciano 等报道了相似的结果。但也有学者发现，在以往接受过子宫内膜切除术或药物治疗的患者中，三维超声评估结合带的诊断准确性显著降低。

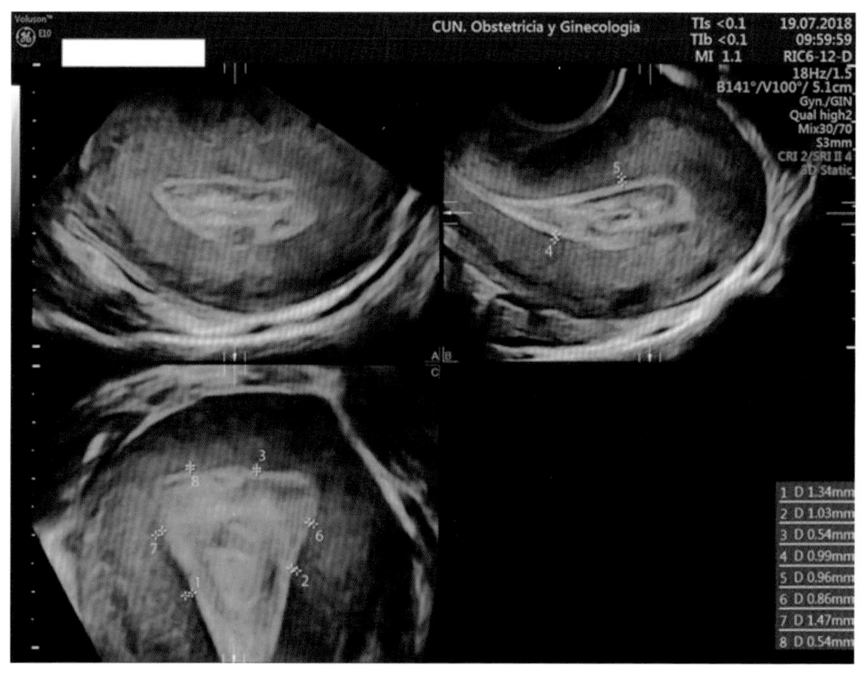

图 5.20 Exacoustos 等提出使用三维超声和容积对比成像（VCI）测量结合带（JZ）厚度

近来提出了一种基于子宫形态超声评估（MUSA）标准（表 5.2）诊断子宫腺肌病的分类和报告系统。该诊断系统包括子宫腺肌病的部位（前、后、左侧、右侧、宫底），病变类型（弥漫性或局灶性）、病变内是否存在囊肿、肌层受累（结合带、肌层、浆膜）、病灶范围（病灶累及子宫体积<25%、25%~50%、>50%）和病灶大小。

有些学者认为，子宫腺肌病的诊断应具备以上标准中至少三项。但也有学者对此提出了质疑。

表 5.2　超声诊断标准

超声特征	子宫腺肌病
子宫浆膜面轮廓	球形增大
病灶定义	弥漫性腺肌病边界不清
	腺肌瘤边界较清晰
子宫壁对称性	子宫前后壁不对称
病灶边缘	不清晰
病灶形态	形态不规则
病灶轮廓	不规则或不清晰
病灶边界	无边界
病灶声影	扇形声影或无边界声影
病灶回声	不均匀回声
	混合回声
	囊性区或腔隙
病灶血流	病灶内可见血流
结合带	增厚，不规则，边界不清，中断

有研究人员报道，经阴道超声显示的子宫腺肌病超声特征数目与腺肌病痛经严重程度有关。但是子宫腺肌病的许多超声特征基于检查者的主观认识，因此检查操作是否具有可重复性至关重要。关于不同观察者之间超声特征的可重复性的研究有很多。Puente 等报道当至少存在一个超声特征时，使用三维超声容积成像诊断子宫腺肌病时，在有经验的检查者之间有良好的一致性。但是检查者之间对于每个特定特征（球状子宫，子宫肌层不对称，子宫肌层不均匀，子宫肌层囊肿，结合带中断）的一致性一般。

关于结合带的显示率和厚度测量的可重复性研究，Naftalin 等报道结合带的显示率在观察组间和观察组内有良好的一致性。产次和子宫内膜厚度显著影响结合带的显示率：子宫内膜越厚，显示率越好；产次越多，显示率越差。近来 Rasmussen 等研究发现，有经验和无经验的检查者比较，对结合带测量的可重复性和可靠性较差，测量误差范围为 ±2mm 至 4mm。

一些 Meta 分析报道了经阴道超声对子宫腺肌病的诊断价值。Meredith 等的 Meta 分析包括 14 项研究，1895 名女性：经阴道超声在子宫腺肌病诊断中的敏感性和特异性分别为 82.5% 和 84.6%，但这些研究并未评估特定超声特征的诊断价值，也未包括三维超声诊断。Champaneria 等报道了另一项系统评价研究，包括 23 项研究，2312 名女性：经阴道超声在子宫腺肌病诊断的总敏感性和特异性分别为 72%

和 81%，但他们也未评估特定超声特征的诊断价值。Dartmouth 的 Meta 分析，包括 9 项研究，1302 名患者：在排除数据统计差异后，各项研究间差异性非常大，以至于无法进行汇总分析。Andres 等最近的 Meta 分析包括 8 项研究，763 名女性：研究采用了二维和三维超声及子宫切除术后的组织病理学诊断作为参考标准，报道了一些特定超声特征的诊断价值（表 5.3）。

表 5.3 子宫腺肌病的超声特征

超声特征	总敏感性（%）		总特异性（%）	
	2D	3D	2D	3D
子宫肌壁不对称	57.2	59.2	71.9	53.4
子宫肌壁囊肿	72	58.2	62.7	54.3
子宫肌壁不均匀	86	82.7	61.3	41.4
扇形声影	71.3	—	79.7	—
结合带中断	58.6	87.8	71.5	56.0
球形子宫	55	—	80.2	—

弹性成像作为超声新技术可用于评估组织硬度。超声弹性成像有两种主要形式：应变弹性成像和剪切波弹性成像。一些研究探讨了弹性成像在诊断子宫腺肌病中的作用。Tessarolo 等使用应变弹性成像技术发现与周围正常子宫组织相比子宫腺肌病病变处硬度更软（图 5.21）。Frank 等报道，使用应变弹性成像技术可用于鉴别子宫腺肌瘤与平滑肌瘤，研究发现，腺肌瘤的弹性应变测量值低于平滑肌瘤，同时认为，弹性应变测量有良好的可重复性。而 Acar 等报道，应用剪切波弹性成像发现子宫腺肌病的硬度显著增加。近期 Stoelinga 等报道，应用弹性成像技术可能有助于鉴别子宫腺肌瘤和子宫肌瘤，不同观察者之间有较好的一致性。

MRI 在子宫腺肌病诊断中的作用

当超声评估不确定的情况下，磁共振成像被认为是诊断子宫腺肌病的二线成像技术。大多数研究表明，与经阴道超声比较，除了某些特殊病例外，MRI 并没有明显诊断优势。MRI 虽然对操作者的依赖性更小，但需要相应的专业知识。

小结

子宫腺肌病是一种相对常见的子宫良性疾病，可引起盆腔疼痛、子宫异常出血和生育障碍。经阴道超声被认为是诊断子宫腺肌病的一线影像检查技术。子宫腺肌病有多种超声表现，其中三维超声可以评估子宫结合带。子宫腺肌病最敏感的超声

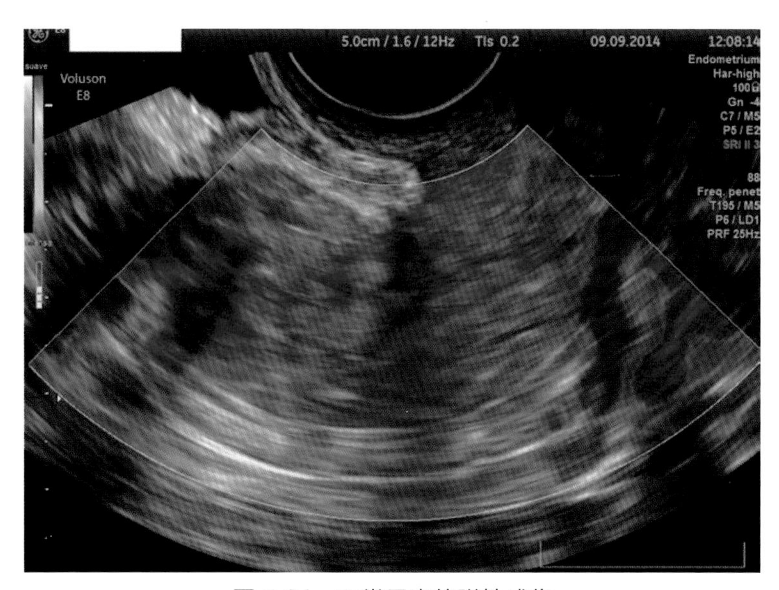

图 5.21　正常子宫的弹性成像

彩色标尺：从蓝色到红色代表从较硬的组织到较软的组织。

特征是二维超声发现肌层回声不均匀和三维超声诊断结合带中断。最特异的表现是子宫球形增大。新的超声技术，如弹性成像技术未来可能发挥作用。而 MRI 作为二线影像检查技术，很多情况下用于诊断困难的病例。

在评估经阴道超声诊断子宫腺肌病时，还需要更多、设计更合理的研究来验证检查者间的一致性和学习曲线。此外，对子宫腺肌病的超声特征报告需要达成共识。

继发性痛经

继发性痛经是指由某些病理性改变引起的痛经。最常见的是子宫腺肌病（见上文）、子宫内膜异位症（见第 2 章）和子宫肌瘤或子宫内膜息肉（见上文）。然而，继发性痛经可能还有其他不太常见的原因，如宫腔粘连、移位的宫内节育器和输卵管内节育器（Essure®）。

宫腔粘连

宫腔粘连，也称为 Asherman 综合征，其特征是宫腔内形成粘连。经阴道超声的特征性表现为粘连部位子宫内膜不规则、内膜线中断（图 5.22）、内膜回声和透声异常。但是经阴道超声的敏感性和特异性较低（分别为 52% 和 11%）。超声造影诊断效果更佳（准确率为 100%），宫腔镜是诊断宫腔粘连的金标准。

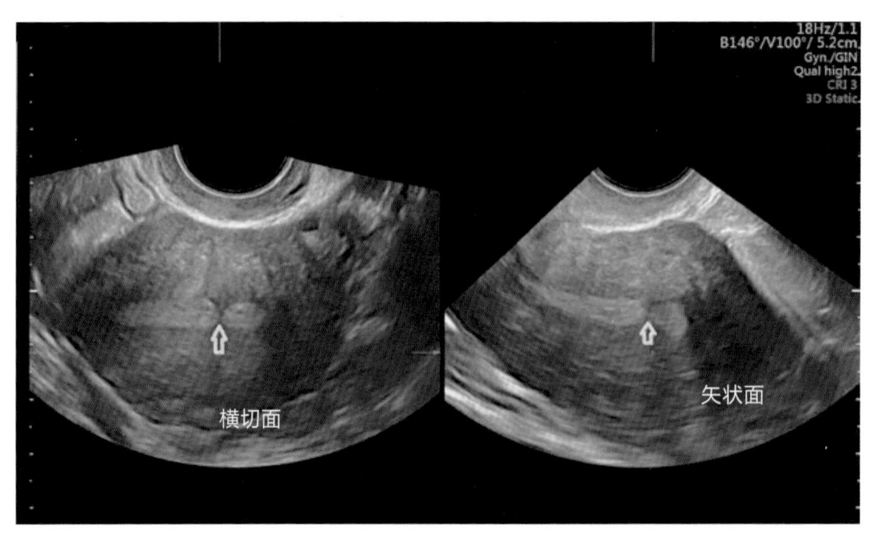

图 5.22　经阴道超声显示 Asherman 综合征

粘连部位可见子宫内膜连续性中断（箭）。

宫内节育器移位

宫内节育器移位是传统宫内节育器（IUD）和输卵管内节育器的常见并发症。移位包括外移、单纯移位或穿孔。已证实三维超声比二维超声能更好评估宫内节育器或输卵管节育器移位，尤其可在冠状面评估（图 5.23 至图 5.25）。

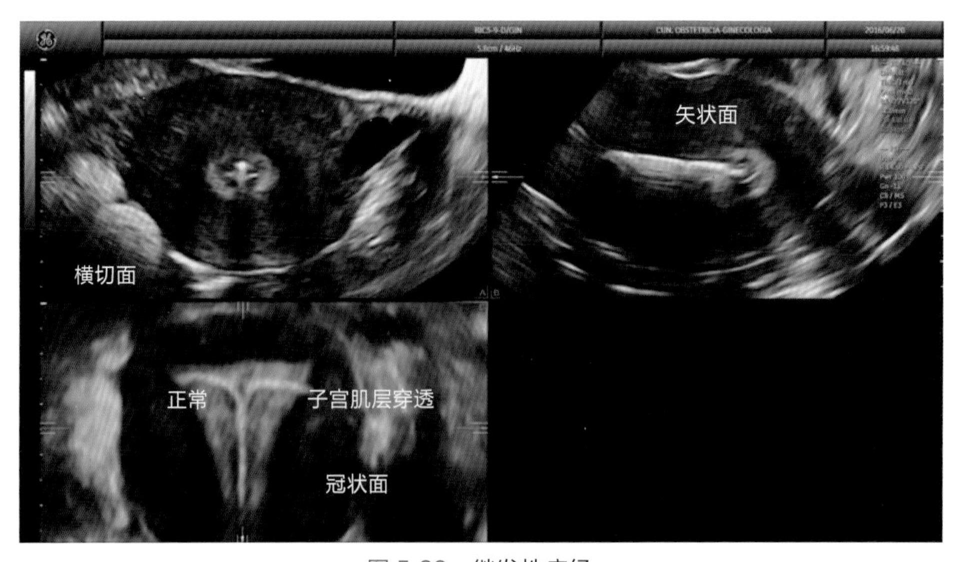

图 5.23　继发性痛经

放置宫内节育器数月后出现继发性痛经，三维超声显示冠状面节育器穿透肌层。

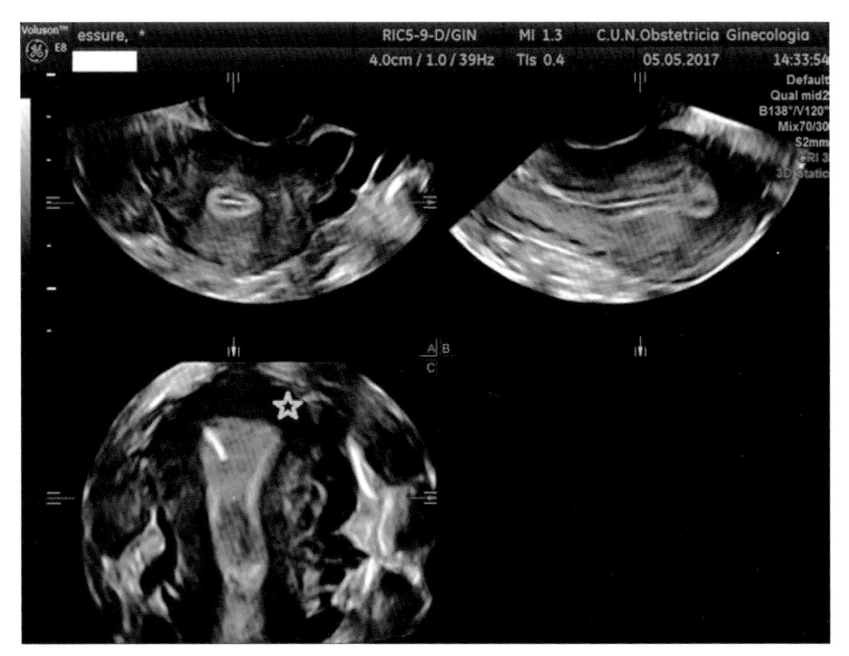

图 5.24 继发性痛经和慢性骨盆疼痛

放置 Essure 节育器后数月出现继发性痛经和慢性骨盆疼痛，三维超声显示冠状面一侧宫角可见节育器，而另一侧未见节育器（星号），怀疑节育器移位至盆腔，并经腹腔镜检查证实。

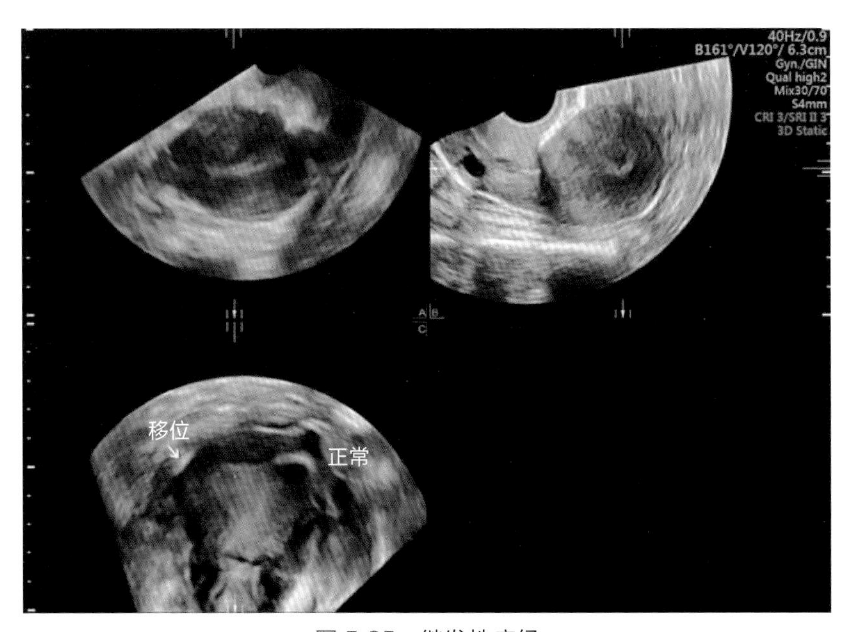

图 5.25 继发性痛经

放置 Essure 节育器后数月出现继发性痛经，三维超声子宫冠状面显示节育器位置一侧正常，一侧移位。

第 6 章

子宫肌瘤

Stefano Guerriero, Silvia Ajossa, Alba Piras, Eleonora Musa, Virginia Zanda, Valerio Mais, and Anna Maria Paoletti

简介

子宫肌瘤（又称平滑肌瘤或肌瘤）是最常见的一类起源于子宫肌层的良性肿瘤，并由细胞外基质与胶原、纤维连接蛋白和蛋白聚糖组成。

这种病变常见于育龄期，50 岁前患病率可高达 80%。

子宫肌瘤的确切病因尚不明确。然而，一些风险因素与其生长相关，如年龄（>40 岁，发生率达 60%~80%）、遗传、体重指数（可能与雄激素向雌激素的外周转化有关）、人种（黑种人 RR：2~3，>高加索人>亚洲人）、不孕、饮酒、宫内感染（对子宫肌层的损伤，是一个诱发因素）和初潮早。绝经前和绝经后女性的肌瘤发生率相同，但绝经前与绝经后女性相比，绝经前女性更易出现多发性和更大的肌瘤，这可能是由于绝经后雌激素分泌减少，肌瘤通常停止生长。

子宫肌瘤的临床表现与其部位、大小、数目高度相关。50%~80% 的肌瘤无症状。当有症状时，它们可导致异常子宫出血（AUB）、不适和腹胀、痛经、性交困难、盆腔 / 腹腔受压和急性疼痛、不孕、产科并发症（如流产）及术中和产后问题。AUB 仅见于 30% 的肌瘤患者，肌瘤数量增加会使月经量增多（月经过多），尤其是黏膜下肌瘤。

在一些罕见的情况下，子宫肌瘤可引起急性并发症，主要表现为急性盆腔疼痛。肌瘤最常见的并发症是浆膜下带蒂肌瘤的急性扭转、可诱发肾衰竭的急性尿潴留、常发生在妊娠期的红色变性、血栓栓塞、肠系膜静脉血栓形成和肠坏死。这些情况需与附件扭转、卵巢囊肿破裂、出血性黄体或异位妊娠相鉴别。盆腔或腹部压力的改变与肌瘤的大小有关，较大的肌瘤会伴有膀胱受压引起的泌尿系统症状（尿潴留和尿频）或肠管受压引起的肠道症状（肠梗阻、里急后重、便秘）。此外，评价与疼痛相关的化脓性感染非常重要，因为这两种症状可能是由于感染（化脓性肌瘤）所致。

子宫肌瘤的自然病程包括变性，一般发生在血供不足而生长迅速的情况下。可以分为以下类型的肌瘤变性。

1. 红色变性（几乎占所有肌瘤的 2/3），是由病变急性梗死引起的，常见于妊娠期。

2. 透明变性（发生在约 65% 的肌瘤中），以变性组织被纤维组织取代为特征。

3. 黏液瘤样变性（15% 的病例）。

4. 10% 的病例出现钙化。

5. 囊性变和脂肪变性，罕见。

6. 恶性变，发生率不到 1‰。

根据肌瘤的位置，欧洲妇科内镜学会（ESGE）提出了一个非常简便的分类方法。

- G0 是指有蒂的子宫肌瘤。
- G1 是超过 50% 生长在子宫腔内的肌瘤。
- G2 是超过 50% 生长于子宫肌壁的肌瘤。

2011 年，Munro 等发表的 FIGO（国际妇产科联盟）分类描述了 8 种类型及肌瘤与黏膜层和浆膜层的两种关系（图 6.1）。临床中，不同类型的肌瘤可同时存在，FIGO 分类更好地描述了肌瘤的真实分布。

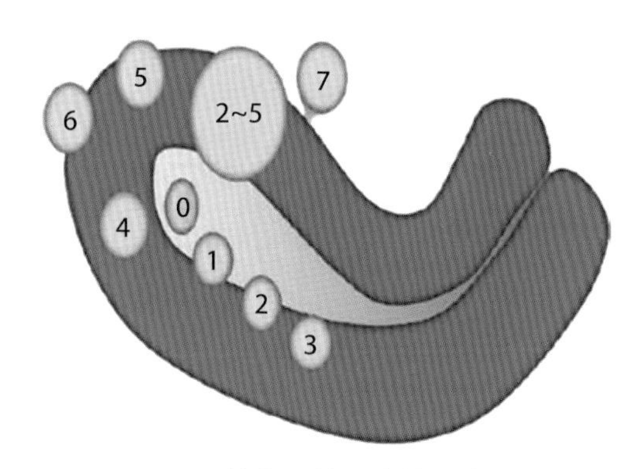

图 6.1 Munro 等修订的肌瘤位置的 FIGO 分类

肌瘤类型范围为 0~8。0 . 宫腔内，带蒂的黏膜下肌瘤，整个瘤体均位于宫腔内；1. 肌瘤大部分突向宫腔，累及肌层＜50%；2. 肌瘤部分突向宫腔，累及肌层≥50%；3. 肌瘤紧邻子宫内膜，100% 位于肌层内；4. 肌层内肌瘤；5. 浆膜下，≥50% 在肌层内；6. 浆膜下，＜50% 在肌层内；7. 浆膜下肌瘤，带蒂；8. 其他（如宫颈型、寄生型）。其中给出两个数字（如 2 和 5），第一个数字是指与子宫内膜的关系，第二个数字是指与浆膜的关系。例如，2 和 5 是指黏膜下和浆膜下，即突向子宫内膜和腹腔中的大小分别小于肌瘤直径的一半。（Van den Bosch T et al, Ultrasound Obstet Gynecol. 284-98. 2015. Wiley-VCH Verlag GmbH & Co. KGaA. Reproduced with per mission.）

子宫肌瘤的超声评估

目前认为，经阴道和（或）经腹部超声（US）对肌瘤进行评价是一种简便、经济有效、准确的诊断方法。

子宫肌瘤的典型超声表现是边界清楚、圆形的病灶，周边有肌层包绕或与肌层相连，彩色多普勒可见周边血流信号。与子宫肌层回声相比，肌瘤可以是低回声或高回声。多数情况下，病灶周边或内部可见声影（图 6.2）。肌瘤的超声表现与肌细胞和纤维细胞的数量有关。为选择准确的治疗方案，要根据子宫形态超声评价（MUSA）方案对每个病灶进行评价和记录：通过经阴道和（或）经腹超声扫查明确肌瘤的位置（图 6.3 至图 6.5）、大小和超声表现。使用三维超声多平面成像（图 6.6 和图 6.7）可清晰显示因肌瘤引起的宫腔和结合带（JZ）的改变（图 6.8）。

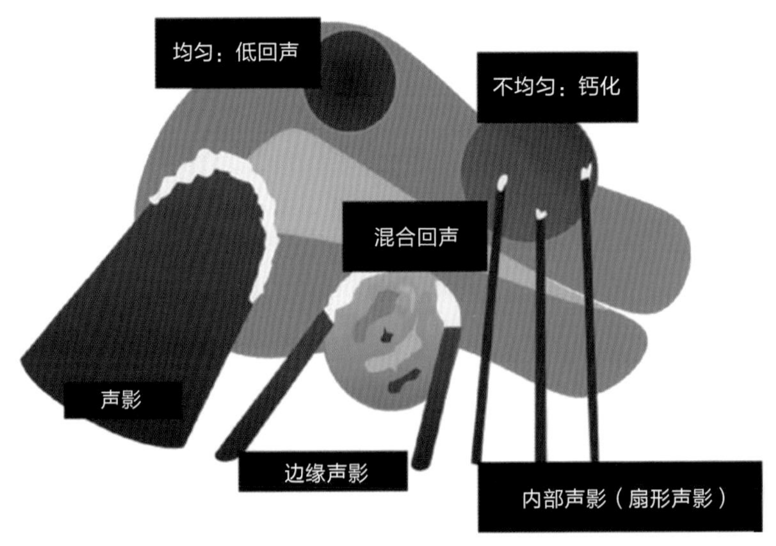

图 6.2　肌瘤的超声表现

（Van den Bosch T et al. Ultrasound Obstet Gynecol. 284–98. 2015. Copyright Wiley-VCH Verlag GmbH & Co. KGaA，Reproduced with per-mission.）

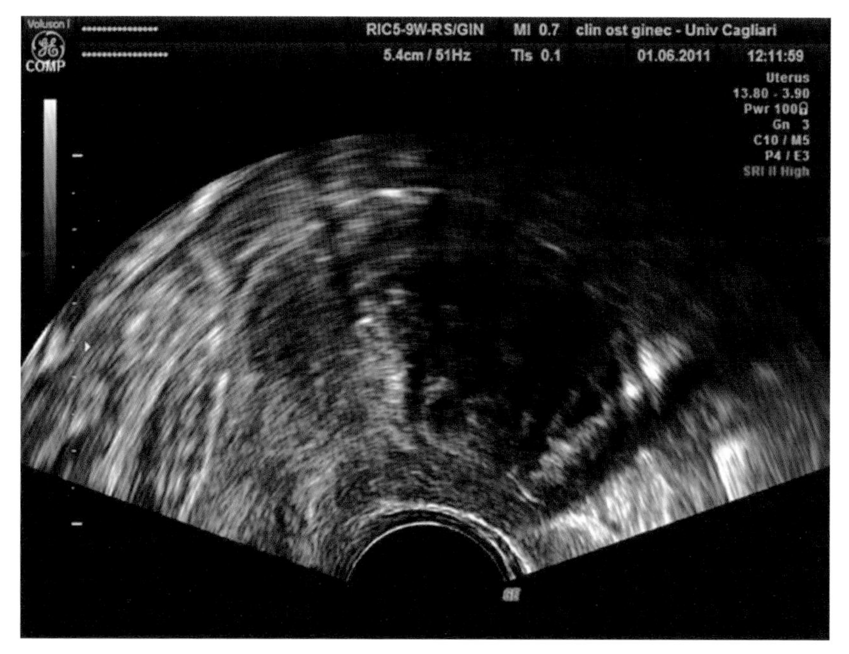

图 6.3　肌壁间肌瘤

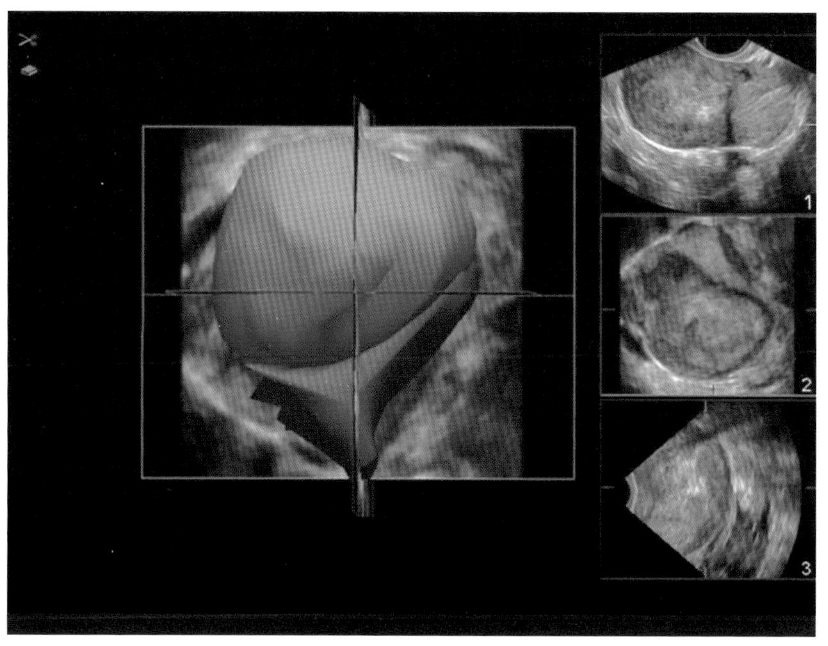

图 6.4　子宫肌瘤的三维超声成像

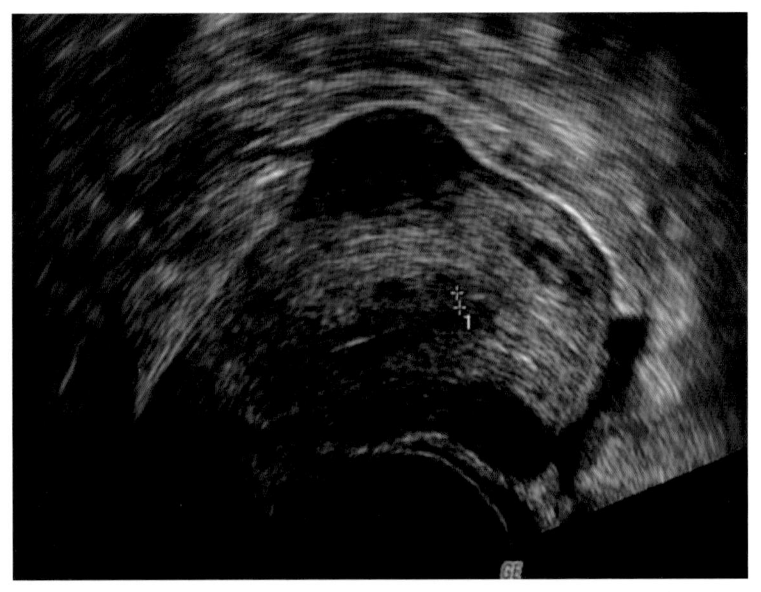

图 6.5　伴宽大基底的浆膜下肌瘤和部分突向浆膜下的肌壁间肌瘤

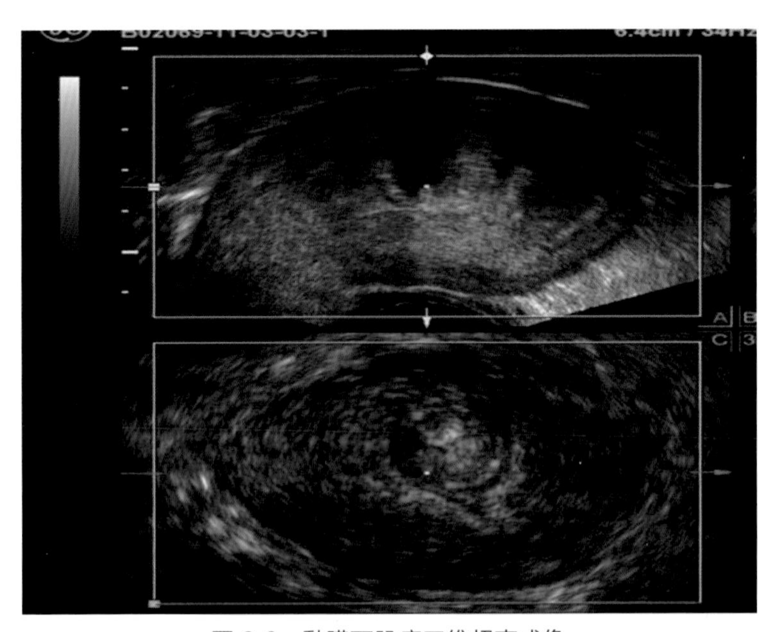

图 6.6　黏膜下肌瘤三维超声成像

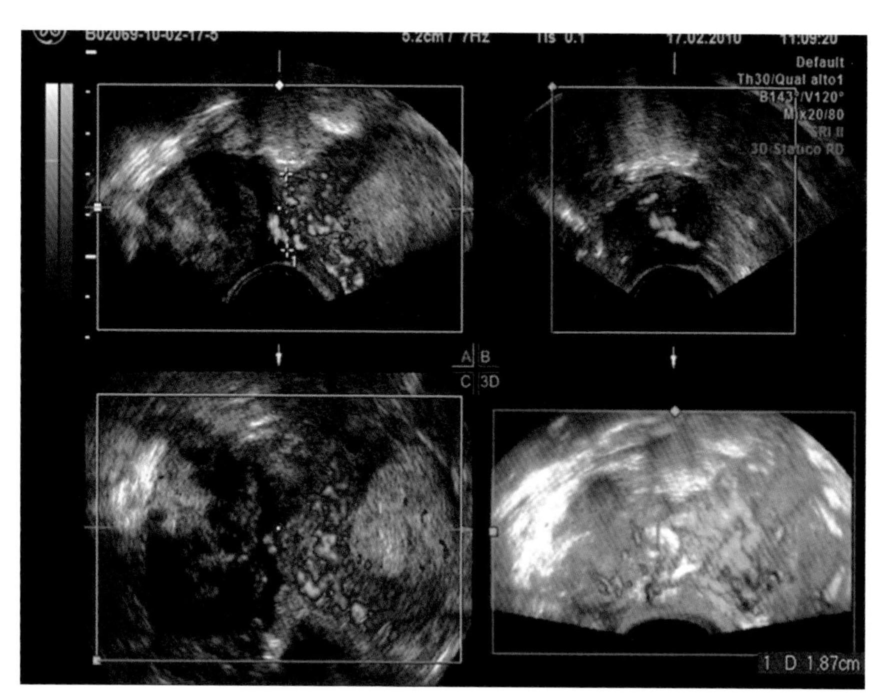

图 6.7　三维超声诊断阔韧带肌瘤

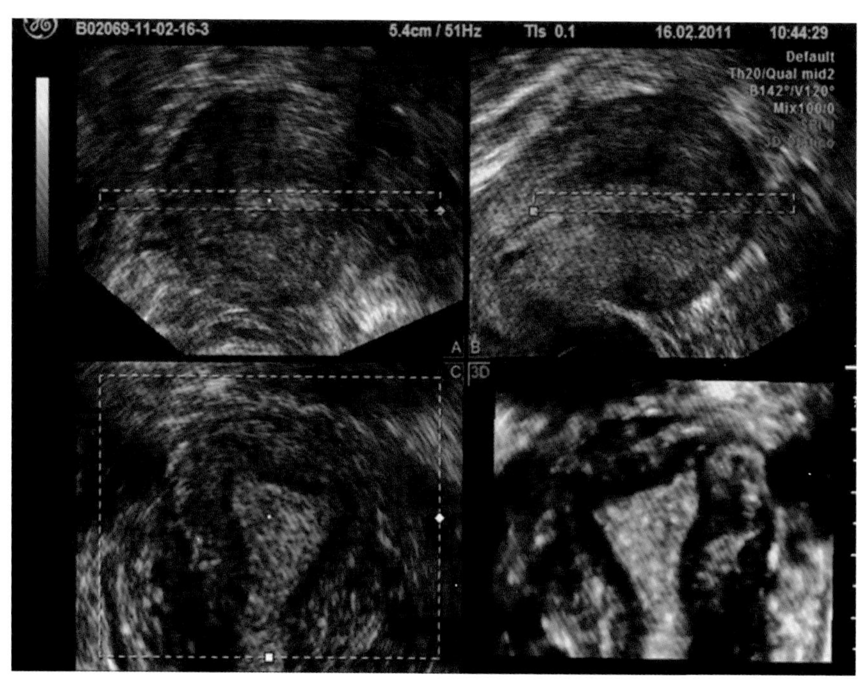

图 6.8　三维冠状面显示结合带

根据 MUSA 共识，当肌瘤边界不清时，我们可大致评估肌瘤体积占整个子宫肌层的百分比：如果＜50%，则认为病变是局限性的；如果大于等于整个子宫肌层的50%，则定义为弥漫性的。

根据 MUSA 共识，我们应该应用彩色和能量多普勒技术对边界清楚的子宫肌层病灶进行血流评估。子宫肌层内的血管模式可描述为均匀或不均匀（图 6.9），肌瘤的血管模式可为外周型、病灶内型或两者兼有。重要的是要利用特定的血流评分系统来评价病灶的血管化程度，在无血流信号时评分为 1 分，血流丰富时为 4 分（图 6.10a、b）。通常，典型的肌瘤表现为内部无或少血管（血流评分 1 或 2）和边界清楚的周边血流信号（血流评分 2 或 3）（图 6.11a、b）。

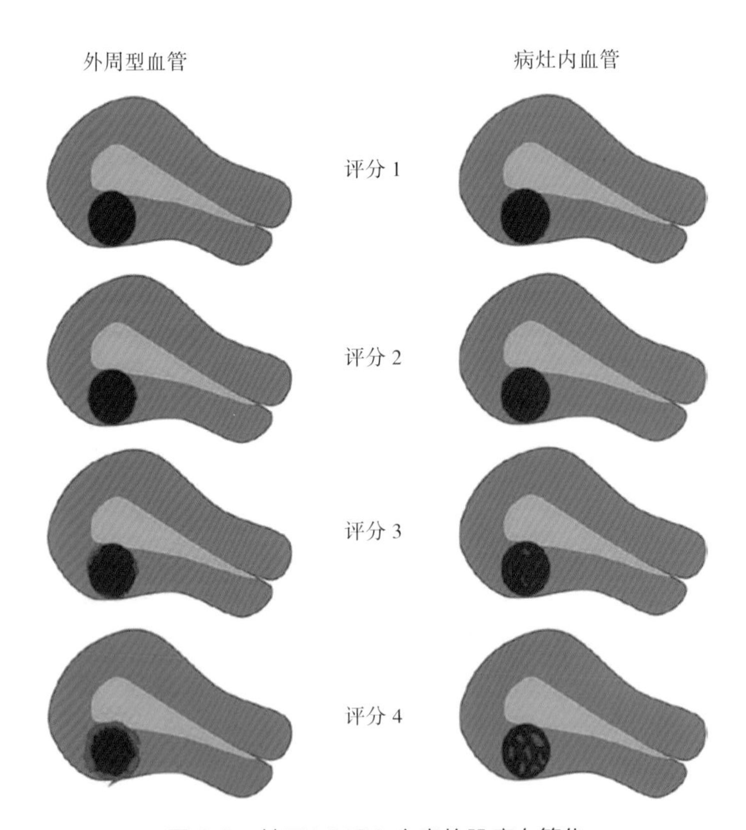

图 6.9 基于 MUSA 方案的肌瘤血管化

（Van den Bosch T et al. Ultrasound Obstet Gynecol. 284–98. 2015. Copyright Wiley-VCH Verlag GmbH & Co. KGaA Reproduced with permission.）

(a)

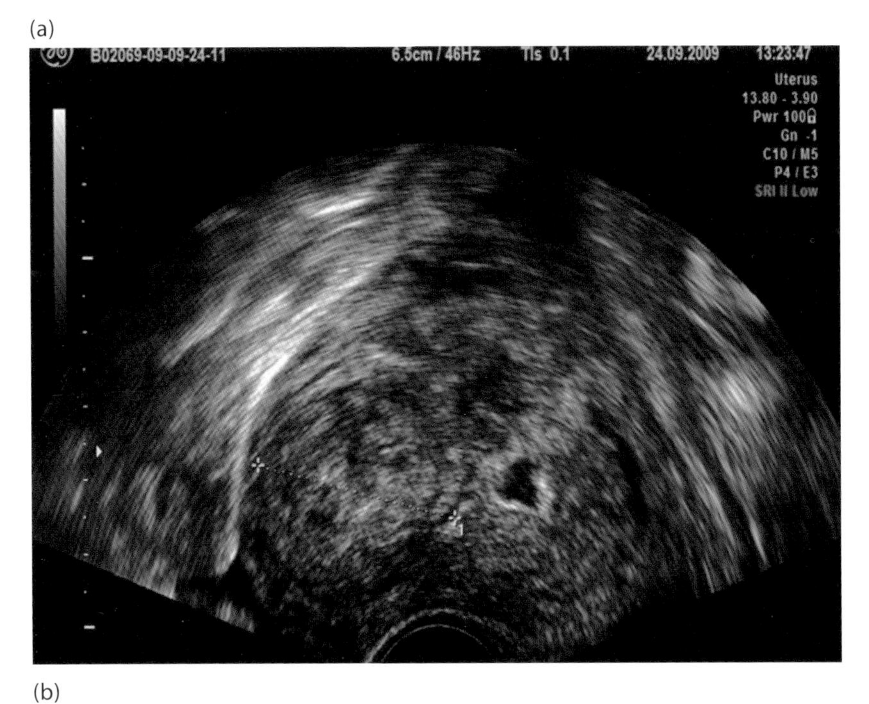

(b)

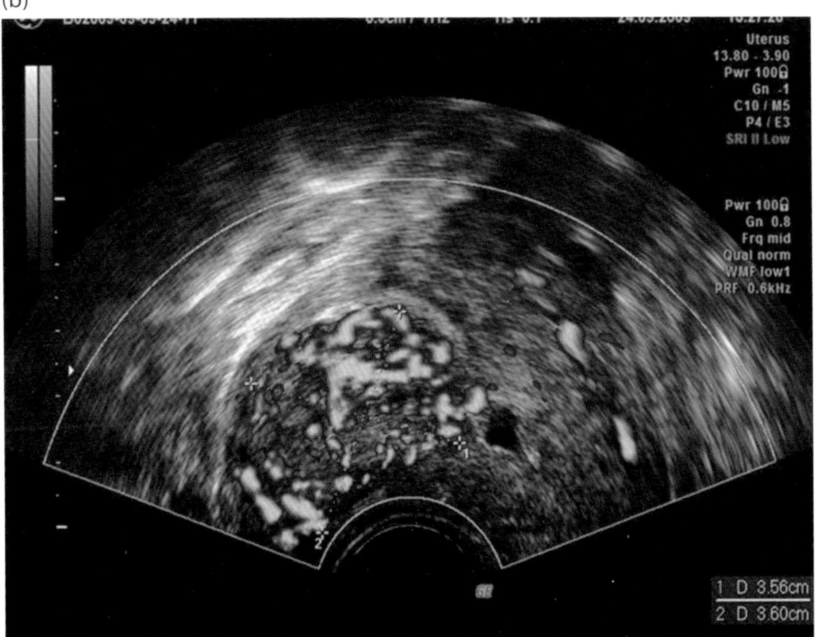

图 6.10　子宫肌瘤伴丰富血流信号

（a）未使用和（b）使用能量多普勒。

(a)

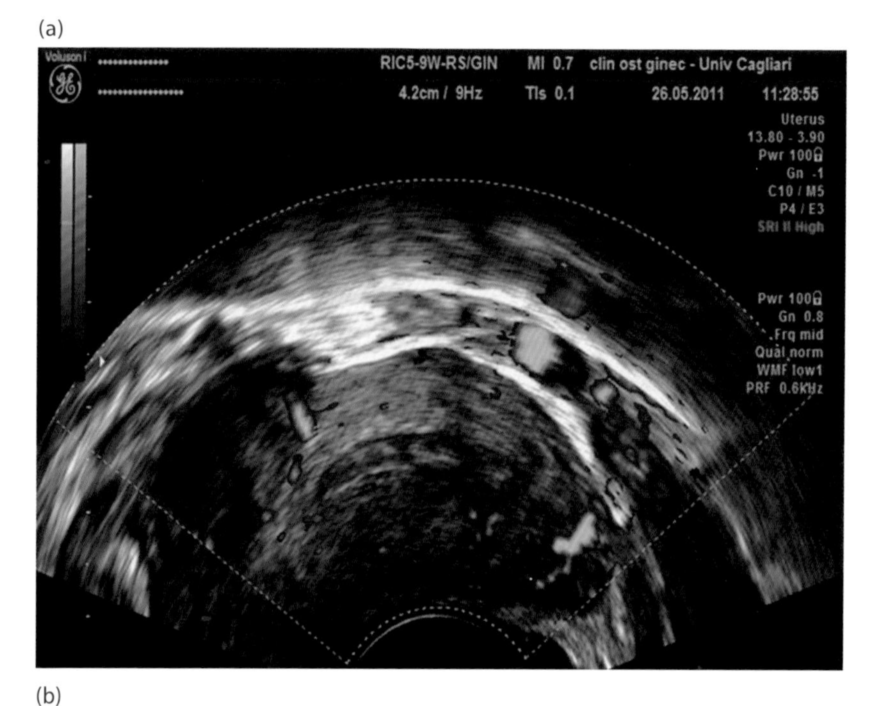

(b)

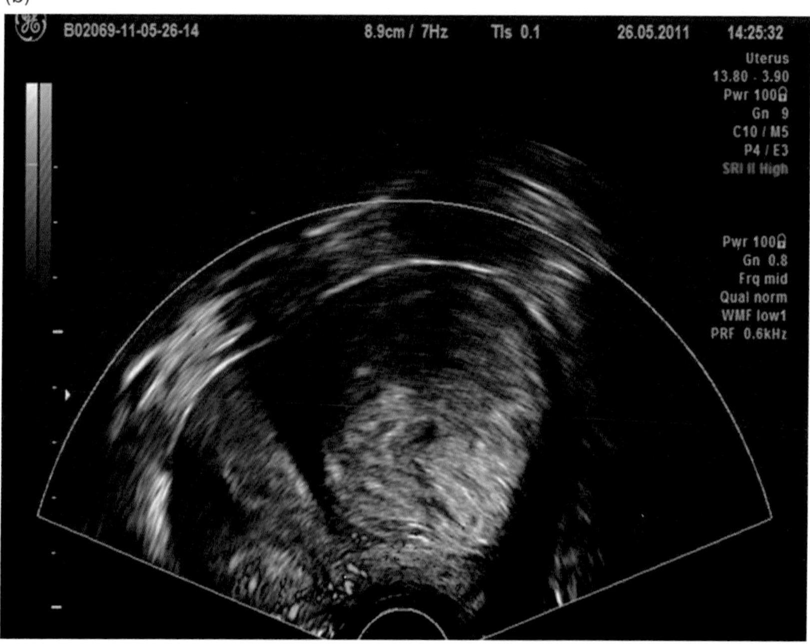

图 6.11　子宫肌瘤的典型血流

肌瘤与子宫腺肌病（表 6.1）及肌瘤恶性变的鉴别是很重要的。

表 6.1　子宫肌瘤和子宫腺肌瘤的超声鉴别诊断方案

子宫肌瘤	子宫腺肌瘤
包块通常使子宫轮廓变形	子宫球形增大，肌壁不对称
存在假包膜	边界不清
强回声区（钙化）	少量无回声囊性结构
后方声影	多个小的“扇形”声影
多普勒：周边血流	多普勒：无血管或者弥漫的高度血管化

子宫腺肌病

第 5 章详细介绍了子宫腺肌病，是指随子宫生长，子宫内膜腺体和间质从内膜进入肌层内。这种妇科疾病与不孕和盆腔子宫内膜异位症有关。子宫腺肌病的危险因素有终止妊娠和剖宫产、激素（主要是雌激素）暴露和产次。临床表现可能包括月经过多（AUB）、重度痛经和盆腔疼痛。子宫腺肌病的超声特征为子宫结合带边界不清、肌层无回声的囊腔或回声不均匀（图 6.12）、肌壁不对称（图 6.13）、肌层内低回声伴扇形声影（图 6.14）和弥漫性血管分布（图 6.15a、b）。

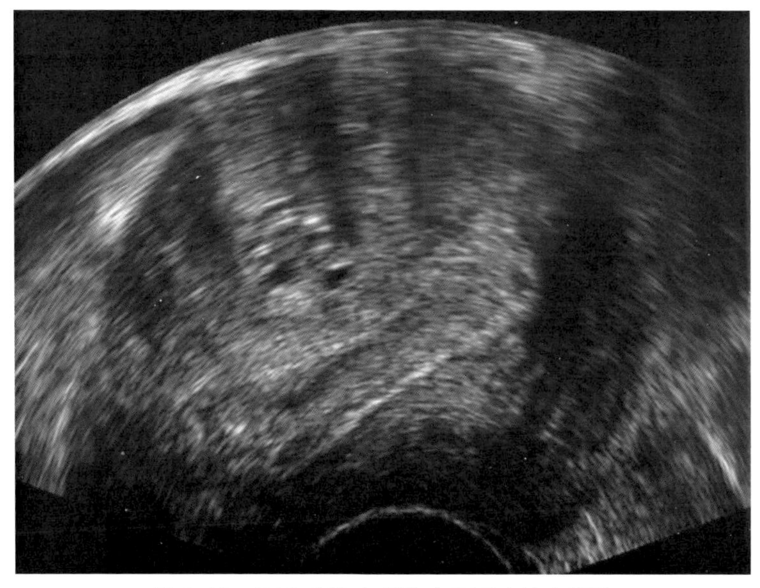

图 6.12　子宫腺肌病肌壁内无回声的小囊腔

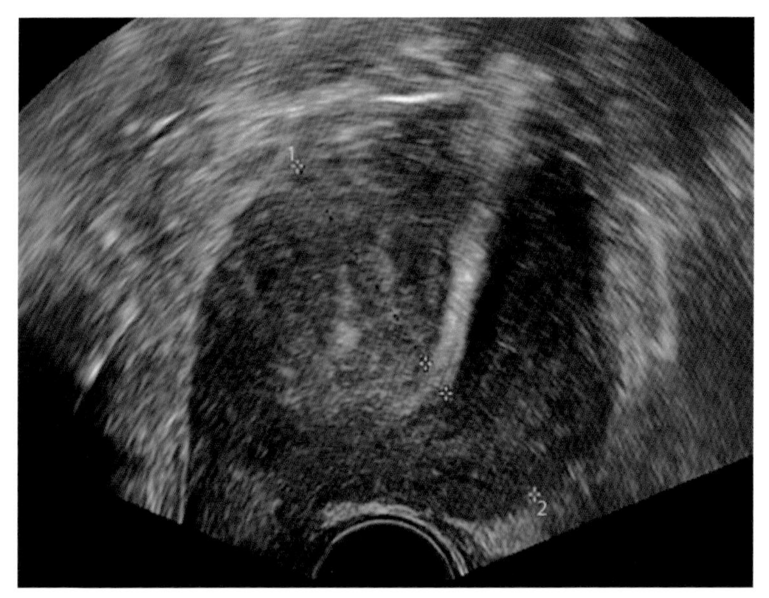

图 6.13　子宫腺肌病的肌层不对称增厚

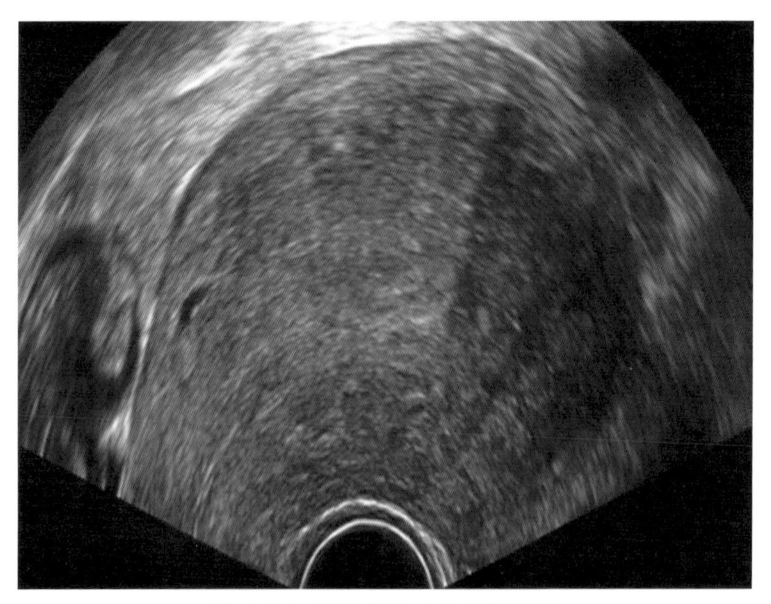

图 6.14　子宫腺肌病的扇形声影

(a)

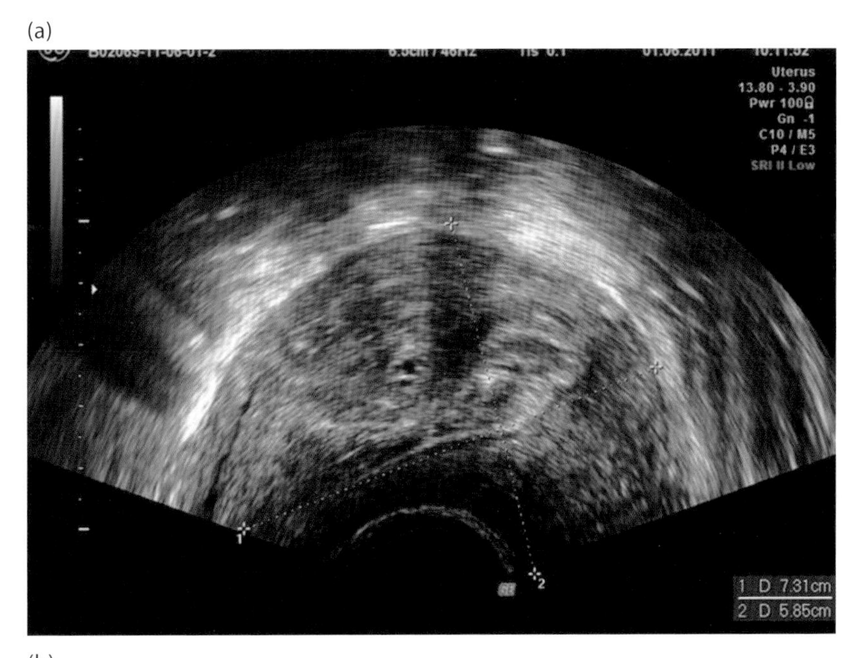

(b)

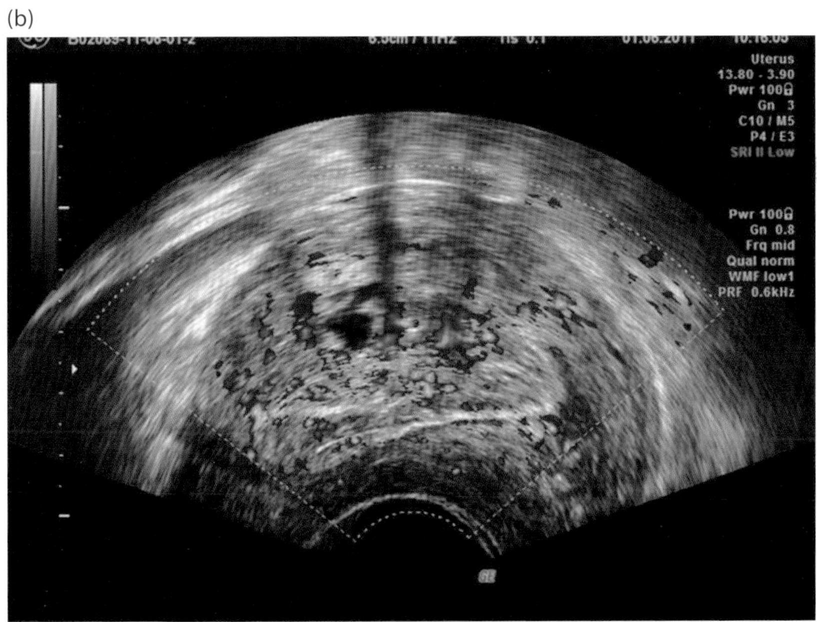

图 6.15　子宫腺肌病的病灶内血流信号

（a）未使用能量多普勒；（b）使用能量多普勒。

子宫肉瘤

子宫肉瘤是由平滑肌或结缔组织细胞分化而来的子宫恶性肿瘤，约占所有子宫恶性肿瘤的 3%（图 6.16 和图 6.17）。肉瘤有不同的组织学类型：平滑肌肉瘤和子宫内膜间质肉瘤。平滑肌肉瘤（LMS）是最常见的肉瘤亚型，常见于 40–60 岁的

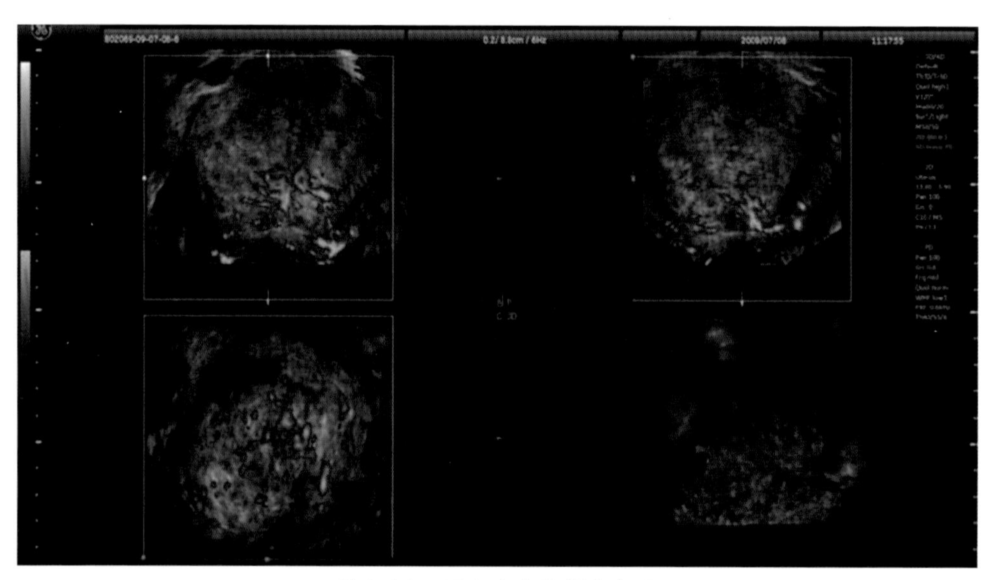

图 6.16　子宫肉瘤的超声表现

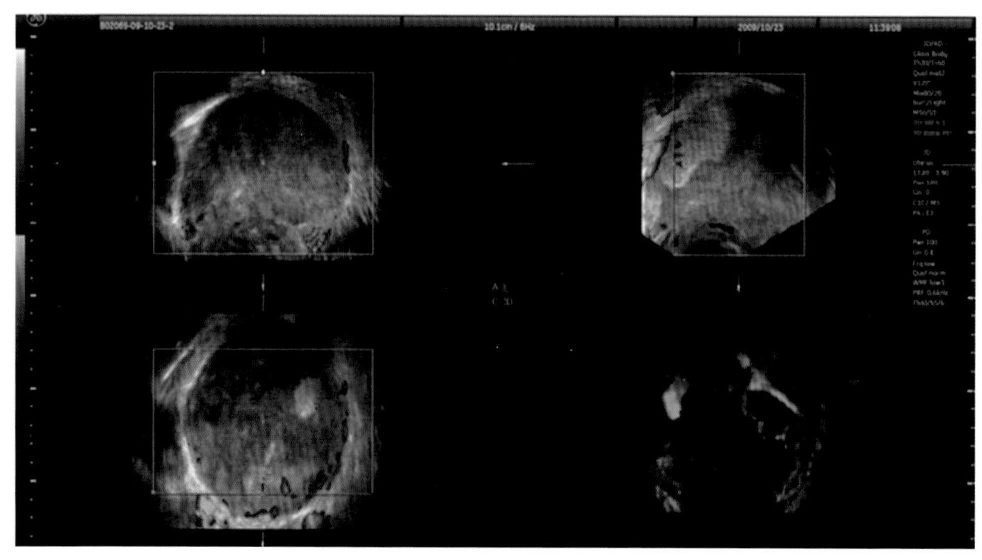

图 6.17　子宫肉瘤的超声表现

女性。一般为单发、较大的子宫肌层病变，可引起AUB（56%）、盆腔包块（54%）和盆腔疼痛（22%）。早期症状与子宫肌瘤非常相似，因此术前超声鉴别诊断很重要但很困难。平滑肌肉瘤是组织学进行诊断的。恶性潜能不确定的平滑肌肿瘤（Smooth muscle tumors of uncertain malignant potential，STUMPs）是典型的孤立性子宫肿瘤，直径较大（约8cm）。超声表现可与子宫肌瘤相似，也可表现为不均匀肿块伴坏死和囊变区，伴不规则血流信号。通常，它们的内部和周边血流信号增多。

第 7 章

苗勒管异常

Betlem Graupera and Jean L. Browne

简介

苗勒管异常是一组表现不同的先天性发育异常，由胚胎不同发育阶段的孤立性或复杂性改变引起，这些改变可以发生在苗勒管的形成时期、通道形成时期、融合或吸收时期。它们可以出现单一缺陷或组合缺陷，后者导致所谓的复杂畸形。

这些畸形的发生率不同，主要与所选取的研究队列相关，在一般人群中，发生率约 5.5%，而在有流产史的不孕患者中，报道的发生率高达 24.5%。

子宫畸形有不同的分类方法。最常用的是 1988 年美国生育协会（AFS）的分类方法。然而，欧洲人类生殖与胚胎学学会和欧洲妇科内镜学会（ESHRE-ESGE）最近也发表了关于女性生殖道先天性畸形分类的新共识。诊断子宫畸形的技术有很多种，很多学者提出，常规超声检查是评价苗勒管畸形的有用技术。尽管，二维超声（2DUS）很容易识别一些异常，如双角子宫，但识别其他类型的畸形，如单角子宫，有很大的局限性。Pascual 等证明，子宫横径＜45mm 可明确排除通道化缺陷的存在。已证明，三维超声（3DUS）在子宫畸形的诊断中很准确。

苗勒管异常的女性可以无症状，也可以表现为妇科症状，包括盆腔疼痛和（或）由于月经血流出受阻导致阴道积血和子宫积血而形成包块，以及不孕和流产。这些症状在苗勒管异常的孕妇中的发生率高于无苗勒管异常的孕妇。先天性子宫异常可能与其他先天性的异常有关，最常见的是泌尿系统异常。

在本章中，我们将回顾子宫异常的超声表现，重点是与盆腔疼痛相关的表现。

苗勒管异常的分类

ESHRE-ESGE 分类基于子宫解剖结构变形的程度，从形态改变不严重（U1）到形态改变最严重（U5），正常子宫归类为 U0，而无法分类的子宫异常被归类为 U6。

U0 类：正常子宫

二维超声观察到的正常子宫在矢状切面上呈“梨形”。体部外轮廓光滑，任何平面上均未见凹面。子宫内膜在所有平面上均显示为中央的高回声线。子宫体部的近宫底横切面在向子宫角延伸的中心位置可显示出这条高回声线。

三维超声冠状面重建显示外轮廓光滑。冠状切面还可显示子宫内膜呈三角形，宫底水平轮廓扁平或略凹或略外突（图 7.1）。

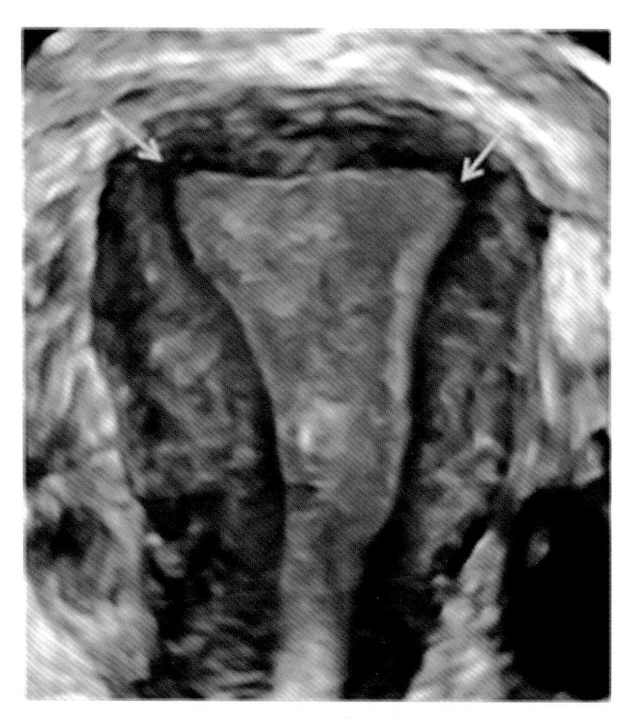

图 7.1　正常子宫

正常子宫的三维超声冠状切面图像清晰显示宫底水平的正常外部轮廓和宫腔正常三角形形态，以双侧输卵管间质部为参考点（箭）。

U1 类：异形子宫

根据 ESHRE-ESGE 共识，U1 类包括所有子宫外部轮廓正常但宫腔形态异常的子宫，不包括纵隔子宫。U1 类分为三类：U1a 类称为 T 形子宫；U1b 类称为幼稚子宫；最后是 U1c 类，包括一些宫腔形态微小异常的异形子宫。

U1a 类异形子宫的二维超声表现无特异性，但在任何子宫较小的患者中均可怀疑。三维冠状面显示子宫内膜呈窄而非增宽的三角形形态，导致内膜形状呈典型的管状“T”形（图 7.2）。

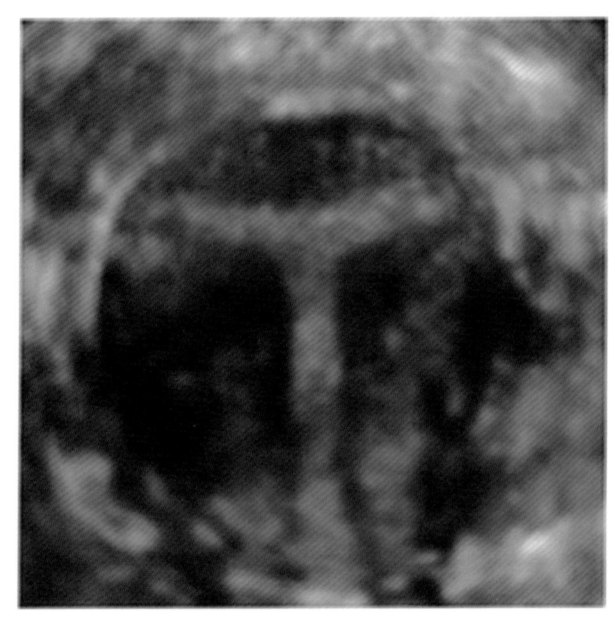

图 7.2 显示宫腔 T 形形态的异形子宫（U1a）的三维冠状切面

U2 类：纵隔子宫

由于双侧苗勒管中隔融合正常而吸收失败，形成纵隔子宫。分为两个亚类：U2a 类：部分性纵隔子宫及 U2b 类：完全纵隔子宫。

二维超声显示纵隔子宫的外部轮廓光滑，底部可为扁平或略凹陷。子宫内膜分为两部分，由一层肌性组织分隔，代表子宫纵隔（图 7.3）。纵隔组织可到达宫颈，称为完全性纵隔子宫，也可止于宫腔的任何点，下部融合成单一的子宫内膜线，称为部分性纵隔子宫。

三维超声显示子宫外部轮廓正常。与子宫内膜相对应的两个高回声区由宫底中线上的肌层分隔；向宫腔突出的长度超过宫底肌层厚度的 50%。这种子宫肌层组织向宫腔内突出而未达宫颈内口，因此为部分性纵隔（图 7.4）；或通过整个宫腔延伸达宫颈内口水平，即完全性纵隔。由于纵隔含有较多纤维组织，间隔下部回声较低（图 7.5）。

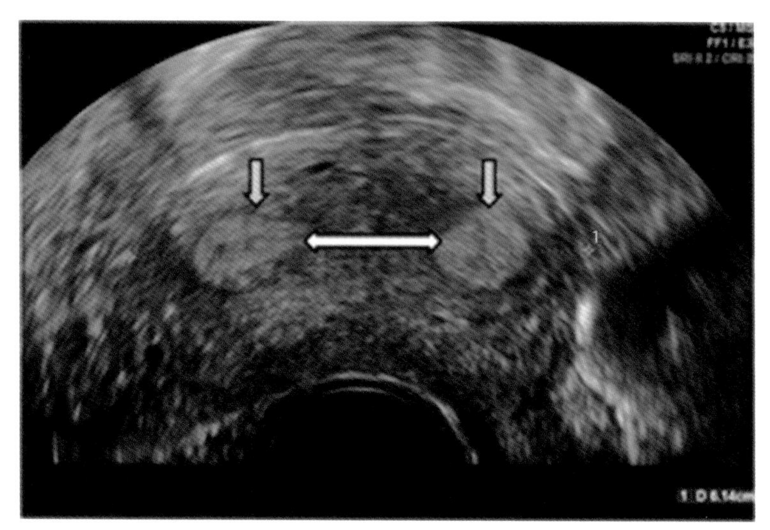

图 7.3　纵隔子宫的二维超声横切面显示子宫横径增宽

横切面较高处显示与子宫内膜相对应的两个高回声区域（黄色箭），并被子宫肌层组织分隔（双头白色箭）。

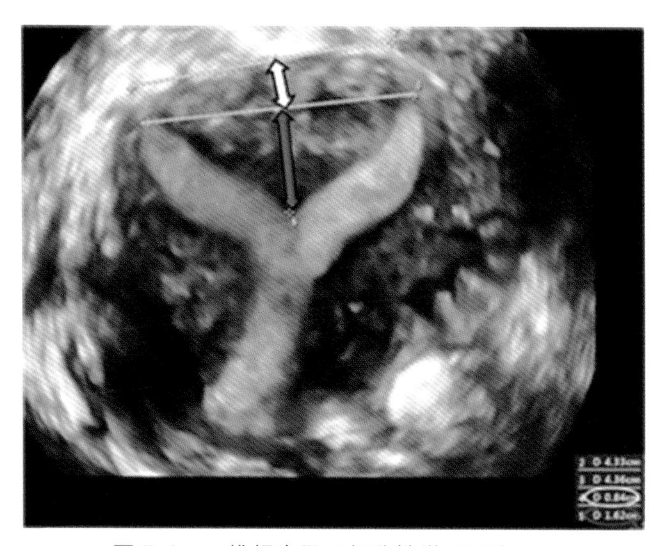

图 7.4　三维超声显示部分性纵隔子宫

子宫外部轮廓略突起，纵隔部分分隔宫腔。该图显示了子宫宫底厚度测量（双头白色箭）：在冠状面，宫底轮廓线（上方黄线）到宫角连线（下方黄线）的距离即为宫底厚度。该病例中，纵隔的长度（双头红色箭）超过宫底厚度的 50%。

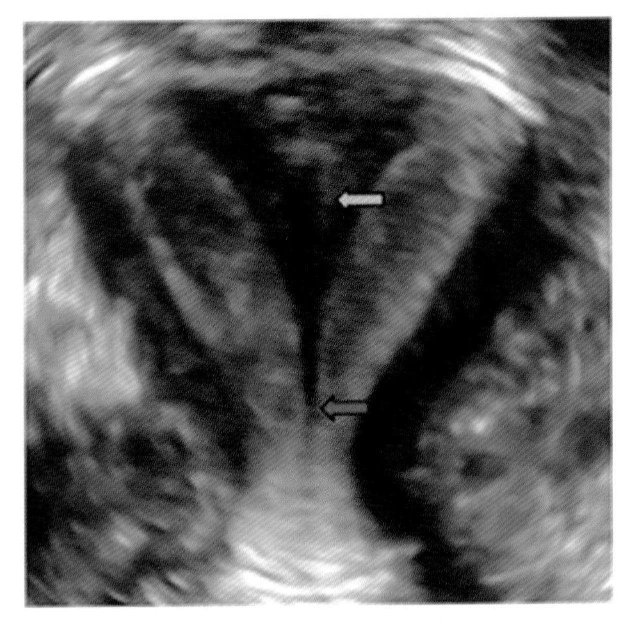

图 7.5 三维超声显示完全性纵隔子宫

子宫外部轮廓略突起，纵隔完全分隔宫腔（黄色箭）。请注意，由于纵隔含有较多纤维组织，间隔下部回声较低（红色箭）。

U3 类：双体子宫

在 ESHRE-ESGE 共识中，苗勒管部分和完全融合失败导致的子宫异常分类为 U3 类：称为双体子宫。该类型进一步分为三个子类：U3a 类为部分双体子宫，U3b 类为完全双体子宫，U3c 类为双体纵隔子宫。完全双体子宫在 AFS 分类中被称为双子宫。

二维超声横切面显示两个宫角之间存在子宫外部肌层轮廓凹陷。还可见与子宫内膜相对应的两个内膜回声带，两宫角各一。两个子宫内膜图像可从宫底延续到宫颈内口，也可在宫腔的任何点中断，双侧内膜汇合处是否到达宫颈内口，反映的是完全性或部分性双体子宫。

双体子宫三维超声可显示两个分离的对称宫角；其宫底外部轮廓有一深凹陷，大于宫底肌层厚度的 50%。部分性双体子宫（U3a）中宫底外轮廓凹陷止于宫颈水平以上（图 7.6），完全性双体子宫（U3b）宫底外轮廓凹陷达宫颈水平（图 7.7）。双体纵隔子宫（U3c）的特征是除苗勒管融合缺陷外，在此基础上还存在中隔吸收缺陷（图 7.8）。在这些病例中，三维超声显示宫底中线中隔的深度超过宫底厚度的 150%。

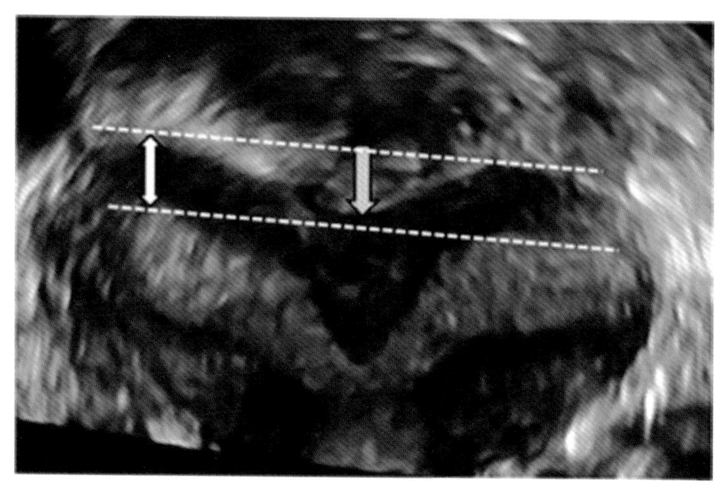

图 7.6　三维超声显示的是部分性双体子宫

两个子宫角被宫底外轮廓凹陷（黄色箭）分隔，凹陷深度超过宫底厚度（白色箭）的 50%。该图像显示宫颈水平以上的宫体部分分开。

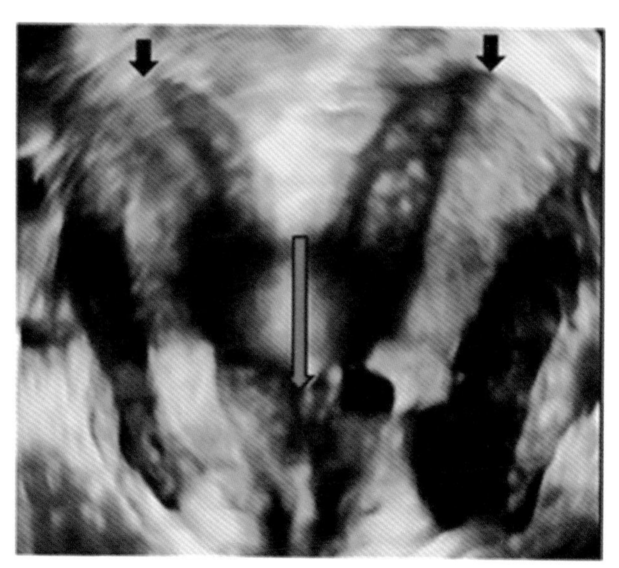

图 7.7　三维超声显示完全性双体子宫

两个独立的子宫角（黑色箭）和外部凹陷，将两个宫角分开，到达宫颈水平（红色箭）。

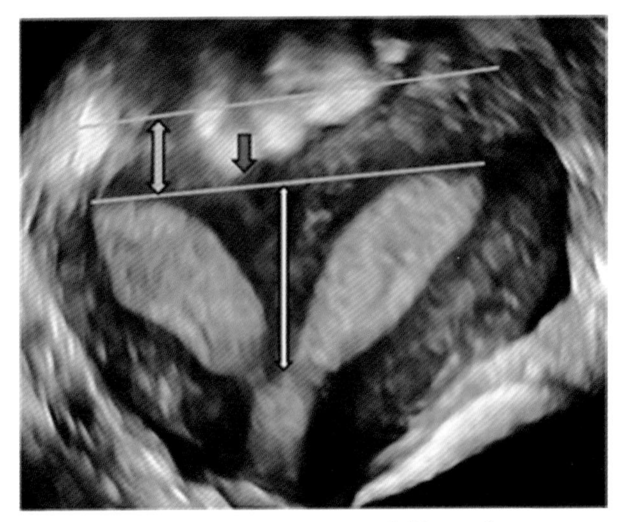

图 7.8　三维超声显示双体纵隔子宫

双侧宫角和纵隔之间的宫底外轮廓凹陷（红色箭）分隔宫腔，向宫腔突出的纵隔长度（白色箭），深度超过宫底肌层厚度（双头黄色箭）的 150%。

U4 类：半子宫

半子宫，AFS 分类中的单角子宫，由单个苗勒管发育而，而对侧苗勒管既可发育不全，也可缺如。

在 ESHRE-ESGE 共识中，根据残腔有无功能性子宫内膜，将这种单侧子宫形成缺陷分为两个亚类。U4a 类：具有功能性残腔的半子宫，定义为在残腔中存在具有交通性或非交通性功能性子宫内膜的半子宫。U4b 类：无功能性残腔的半子宫，其特征是存在无功能性子宫内膜的残腔或伴对侧单角子宫的发育不全。

二维超声在这类异常中观察到的超声表现不明显。可表现为子宫横径小，在盆腔内偏向一侧附件区。子宫内膜相对应的高回声在子宫横切面上可出现偏向一侧。应仔细探查盆腔，以发现残角子宫，它被看作是一个更小的半子宫（图 7.9）。

使用三维超声，半子宫轮廓弯曲而细长，呈磁共振成像描述的香蕉状外形。

子宫体积小，子宫的外形不对称。子宫内膜可均匀狭窄，也可呈子弹状，顶端变细（图 7.10）。三维超声可显示是否存在残角子宫。因无功能残角子宫通常比功能性残角子宫小得多，因此使准确诊断变得更加困难。残角子宫和盆腔肿块（如肌瘤或附件肿块）之间的鉴别诊断非常重要。

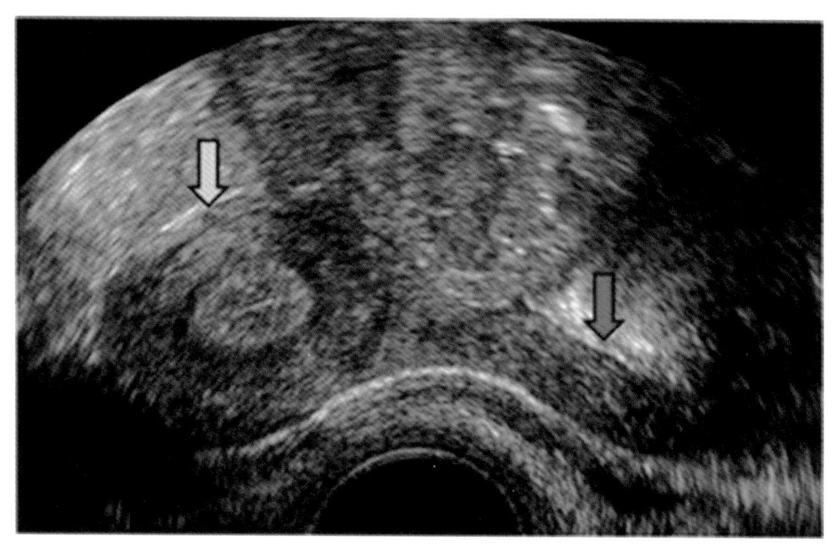

图 7.9　半子宫

二维超声显示子宫横切面宫腔偏向右侧，对应于半子宫（黄色箭）。左侧有与子宫回声相同的包块，对应残角子宫，无功能性子宫内膜（红色箭）。

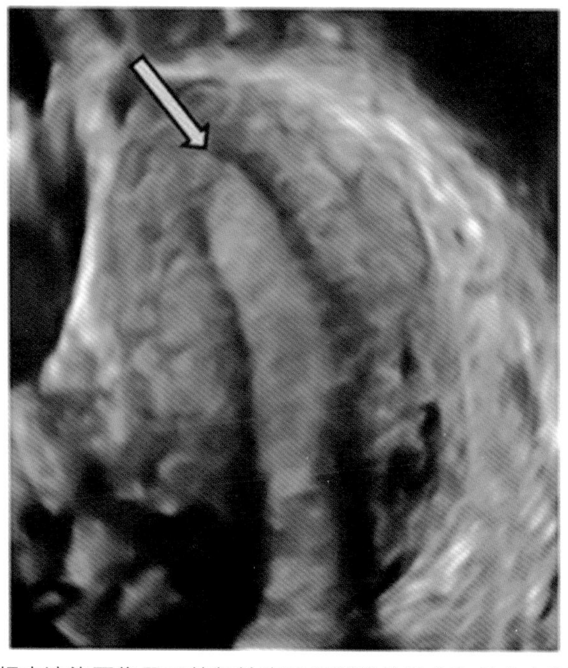

图 7.10　三维超声渲染图像显示外部轮廓呈香蕉状的子宫和单个右侧宫角（黄色箭）

U5 类：发育不全子宫

U5 类子宫异常是由于一侧或双侧苗勒管发育不全所致，主要表现为子宫较小。出现这些异常的女性有子宫残迹，无子宫内膜腔，和（或）单侧或双侧残角且宫腔较小。

U5 类又分为两个亚类，U5a 类，有功能性残腔的发育不全子宫，其特征是在一个或两个宫角中存在子宫内膜；U5b 类，无功能性残腔的发育不全子宫，存在子宫残迹或完全子宫未发育。

超声可显示该类异常的分类。在子宫未发育的病例中，超声不能探查到子宫图像。此时，也不能探查到宫颈和阴道。如果存在子宫残迹，超声将显示非常小的子宫图像，此时可能存在功能性子宫内膜腔（图 7.11）。如果没有阴道，应进行经腹部超声检查（图 7.12）。

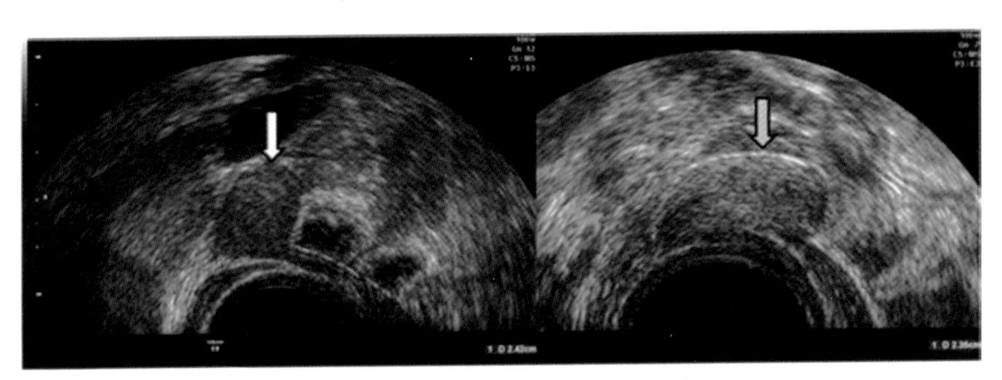

图 7.11　二维超声显示两个子宫残迹

右侧子宫残迹为 24mm（白色箭），左侧子宫残迹为 23mm（黄色箭）。

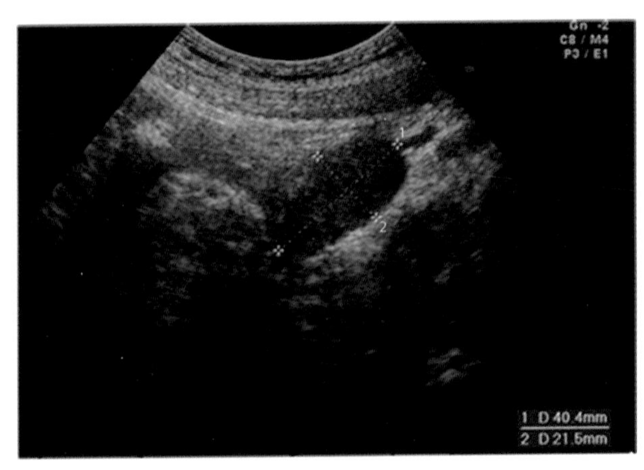

图 7.12　Mayer-Rokitansky-Küster-Hauser 综合征患者

经腹超声显示子宫残迹，无功能性子宫内膜且阴道未发育。

宫颈异常

根据 ESHRE-ESGE 共识，宫颈形态分为 5 个亚类。C0 亚类：正常宫颈：包括所有形式的正常宫颈。C1 亚类：纵隔宫颈：是指宫颈外口正常的宫颈吸收缺陷，纵隔分隔宫颈管。C2 亚类：双宫颈，包括宫颈融合缺陷，特征为外观可见两个圆形宫颈，可完全分开或部分融合。C3 亚类：单侧宫颈发育不全，是指一侧宫颈发育。C4 亚类：宫颈发育不全，包括所有完全性宫颈发育不全及严重宫颈形成缺陷。Bermejo 等认为，三维超声观察到两个分开的宫颈管可作为诊断两个宫颈的标准。在排卵期前后最适宜宫颈的超声检查，因为这一阶段的宫颈内黏液可以增强宫颈管的显示清晰度（图 7.13 至图 7.15）。

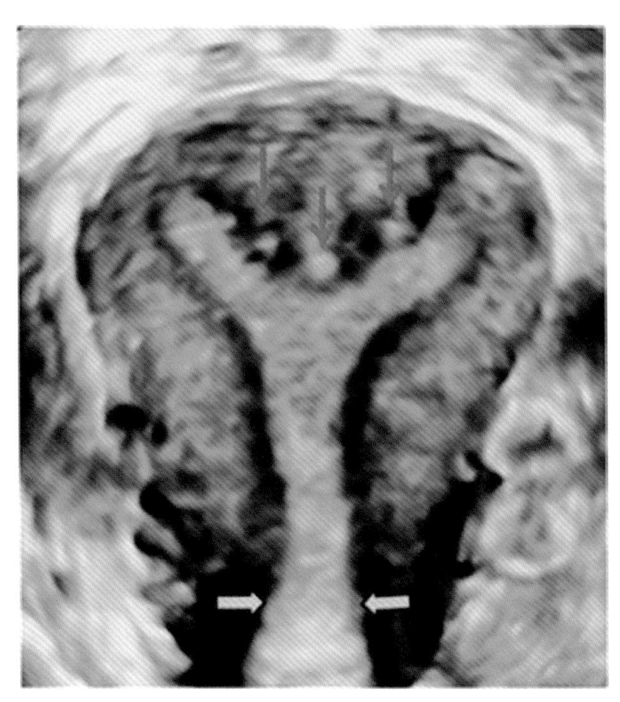

图 7.13　三维超声图像显示了单个宫颈的部分纵隔子宫的冠状切面

黄色箭指向单个宫颈。注意子宫内膜下突起（红色箭）是子宫腺肌病的特征。

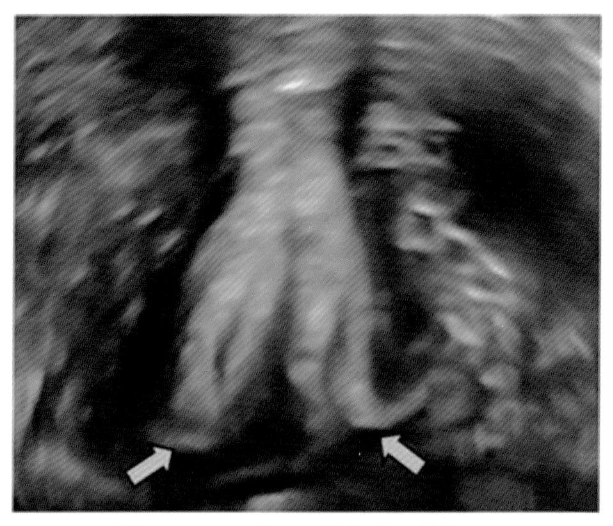

图 7.14 双宫颈三维超声冠状切面

箭指向两个分开的宫颈管。

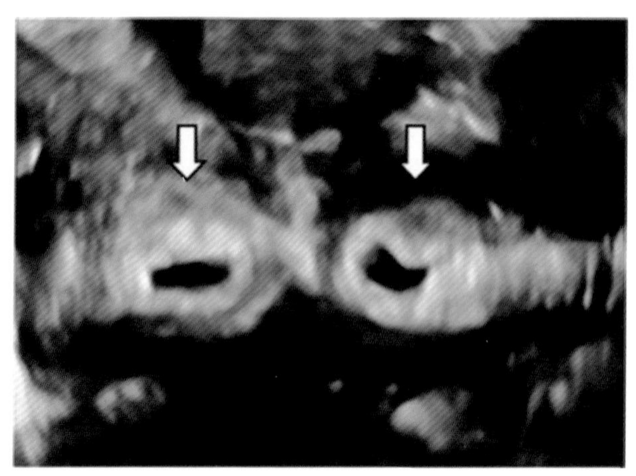

图 7.15 经阴道三维超声显示双宫颈图像

宫颈外口水平的横切面显示两个宫颈外口开放（箭）。

阴道异常

ESHRE-ESGE 共识对阴道异常提供了 5 个亚类分类，描述了正常阴道及阴道异常：V0 亚类：正常阴道，包括阴道发育正常（图 7.16）；V1 亚类：非梗阻性阴道纵隔；V2 亚类：梗阻性阴道纵隔；V3 亚类：阴道横膈和（或）处女膜闭锁；V4 亚类：阴道发育不全，包括完全或部分阴道发育不全。

如 Bermejo 等描述，通过在阴道中加入凝胶的方法，可改善经会阴三维超声容积成像对阴道解剖结构的显示（图 7.17 和图 7.18）。

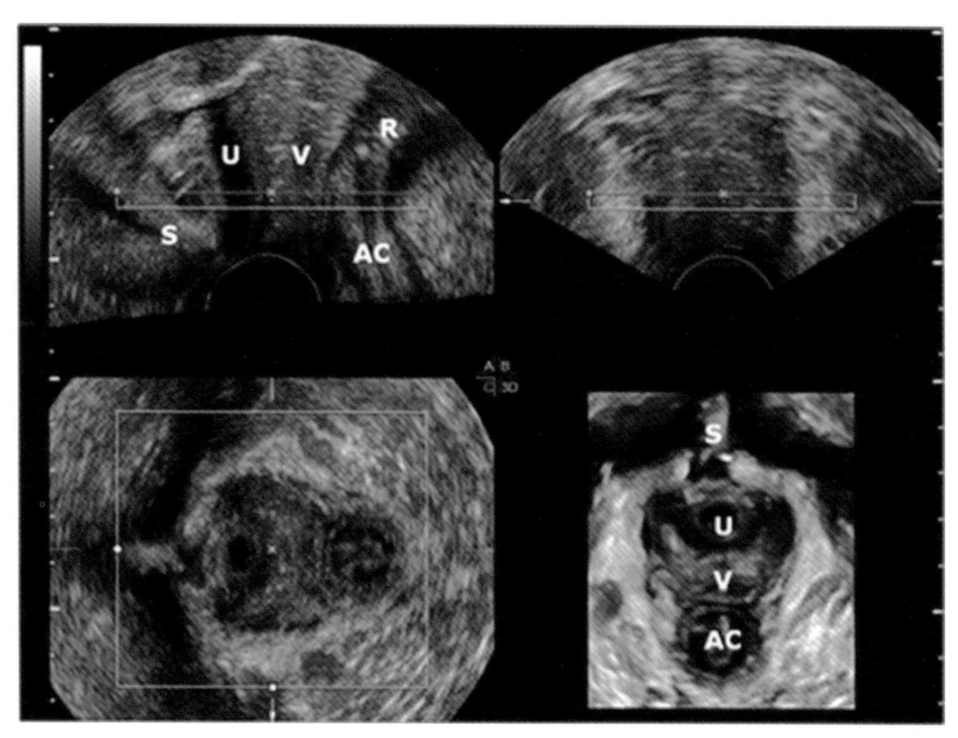

图 7.16　正常阴道的经会阴三维超声图像

在矢状面（窗口 a）经会阴采集盆底，从前至后识别耻骨联合（S）、尿道（U）、阴道（V）、直肠（R）和肛管（AC）。渲染图像（3D）清晰显示正常阴道。

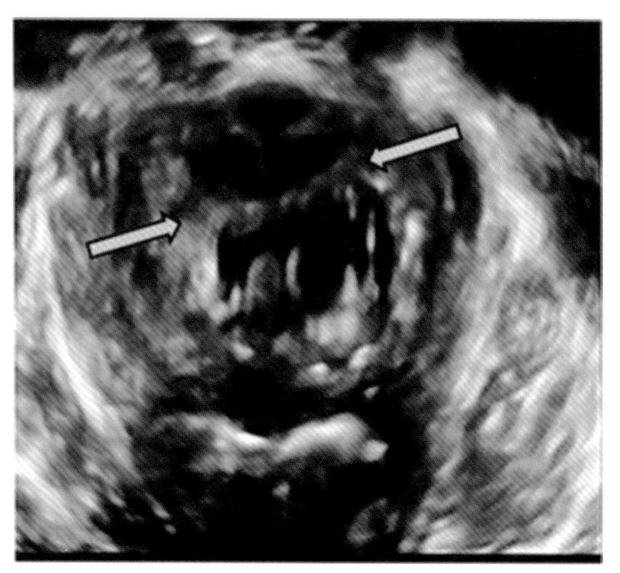

图 7.17　经会阴三维超声图像显示阴道有纵隔将其分开（箭）

阴道内充满凝胶，改善了图像质量。

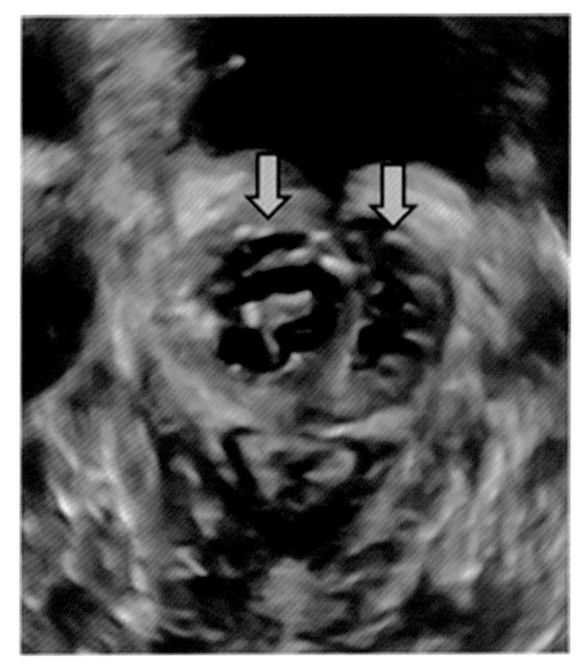

图 7.18 双体纵隔子宫和双宫颈的女性经会阴三维超声显示双阴道

双侧阴道均填充了凝胶，箭指向两个半阴道。

盆腔疼痛和苗勒管异常

苗勒管异常和子宫内膜异位症

引起盆腔疼痛的原因很多。盆腔疼痛最常见的原因之一是由于子宫内膜异位症的存在。子宫异常的妇女也可能出现子宫腺肌病引起的盆腔疼痛（图 7.19）。

1927 年，Sampson 提出了最被广泛接受的关于子宫内膜异位症病因学的理论。根据经血逆行学说，子宫内膜异位症可能是由于苗勒管异常引起经血流出道梗阻，如阴道完全横膈、处女膜闭锁、宫颈缺如。

其他研究者，如 Nawroth 等观察到子宫内膜异位症也与非梗阻性苗勒管异常有关。LaMonica 等观察到，子宫纵隔及其他因素可能增加女性对子宫内膜异位症的易感性，尤其是Ⅳ期子宫内膜异位症。此前，Leyendecker 等已证实子宫蠕动障碍是子宫内膜异位症发生的机制。Nawroth 等提示，纵隔子宫可能导致这种子宫蠕动紊乱，使经血逆行，因此增加发生子宫内膜异位症的风险。Matalliotakis 等发现，患有子宫内膜异位症的青春期少女子宫畸形发生率高于无子宫内膜异位症组，纵隔子宫是与子宫内膜异位症相关的苗勒管缺陷中最明显的类型。

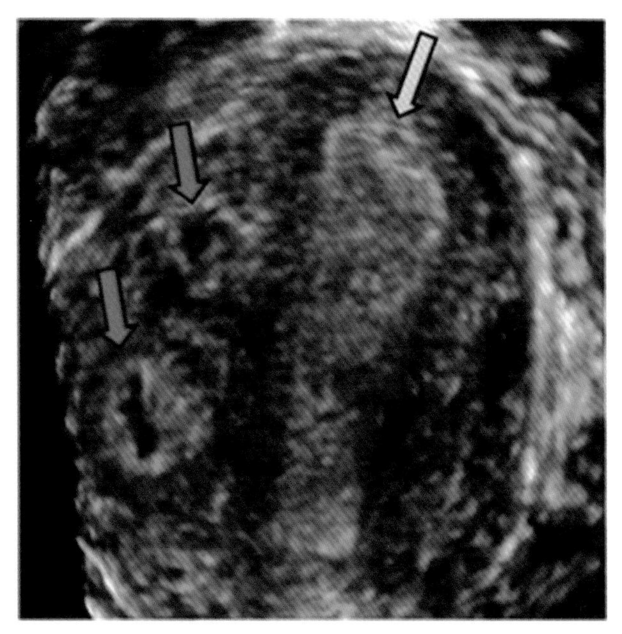

图 7.19　三维超声显示半子宫腺肌病

注意半子宫“香蕉形”轮廓出现异常，宫腔呈子弹形（黄色箭）。注意子宫肌层内的圆形囊性结构，这是子宫腺肌病的特征（红色箭）。

梗阻性异常

根据 Zhang 等的研究，伴有原发性闭经和周期性盆腔疼痛的女性生殖道梗阻性异常包括阴道横膈、处女膜闭锁、宫颈异常和具有非交通性功能性残角子宫的半子宫。

还有其他与月经流出受阻引起的盆腔疼痛有关的异常，包括 Wünderlich 综合征中存在阴道纵隔和完全双角子宫相关的宫颈发育不全。Mayer-Rokitansky-Küster-Hauser 综合征和 Robert 子宫也与盆腔疼痛有关。

阴道横膈

阴道横膈是一种罕见的畸形，新生儿的发生率约 1/80 000。这可能是泌尿生殖窦和苗勒管的融合或通道化失败所致，通常在阴道中上 1/3 处可观察到。阴道横膈很少合并子宫畸形。

有阴道横膈的妇女，如横膈未穿孔，经血流出受阻时会出现阴道积血。脓性积血虽然罕见，但如果在横膈穿孔较小的情况下，则可发生上行性感染。这些妇女还会出现性交困难。

处女膜闭锁

处女膜的主要异常是完全闭锁，患病率为 0.1%，通常为孤立性存在。处女膜闭锁代表阴道通道化的最终失败，临床和影像学表现与阴道横膈相似（图 7.20）。

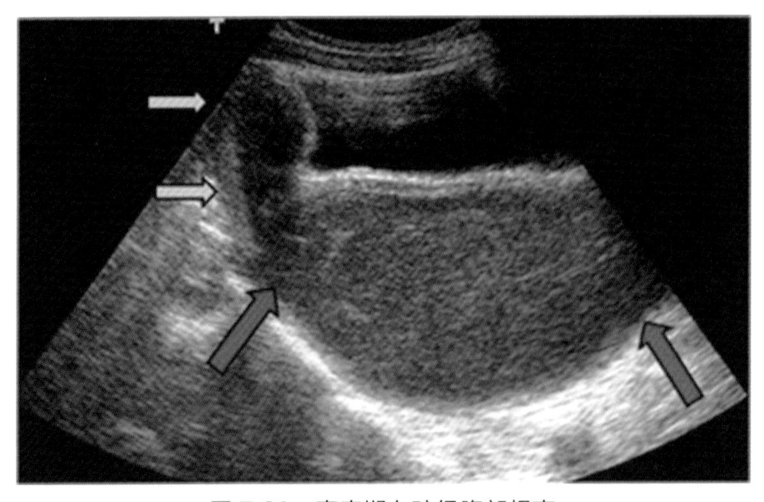

图 7.20 青春期女孩经腹部超声

由于处女膜闭锁导致经血流出受阻，出现阴道积血（红色箭）和子宫积血（黄色箭）。

阴道纵隔

阴道纵隔代表阴道完全通道化失败。常与先天性子宫异常有关。当阴道后纵隔附着于阴道内壁时，就会出现半侧阴道梗阻。这种纵隔的存在阻碍了经血的流出。由于存在阴道积血和（或）子宫积血（图 7.17），有此种纵隔的患者表现为周期性盆腔疼痛。

宫颈异常

宫颈异常可根据 ESHRE-ESGE 进行分类。宫颈发育不全和有功能性子宫内膜的患者由于经血流出受阻而表现为原发性闭经和周期性盆腔疼痛。正常子宫合并异常宫颈并不常见。50% 的宫颈异常患者有阴道发育不全；在宫颈发育不全中，1/3 会有子宫异常。Xie 等描述了 4 种类型的宫颈闭锁。超声显示宫腔积液和不同程度的宫颈异常（图 7.21）。

Herlyn-Werner-Wünderlich 综合征

Herlyn-Werner-Wünderlich 综合征最初由 Purslow 描述。它是一种复杂的异常，包括双子宫、半阴道梗阻和同侧肾缺如。该综合征也称为 Wünderlich 综合征和 OHVIRA（半阴道梗阻和同侧肾异常），由于患者一侧半子宫无梗阻而表现正常的月经，因此常在无意中诊断。这种综合征不仅在双子宫中有报道，在完全性纵隔子宫中也有报道（图 7.22 至图 7.25）。

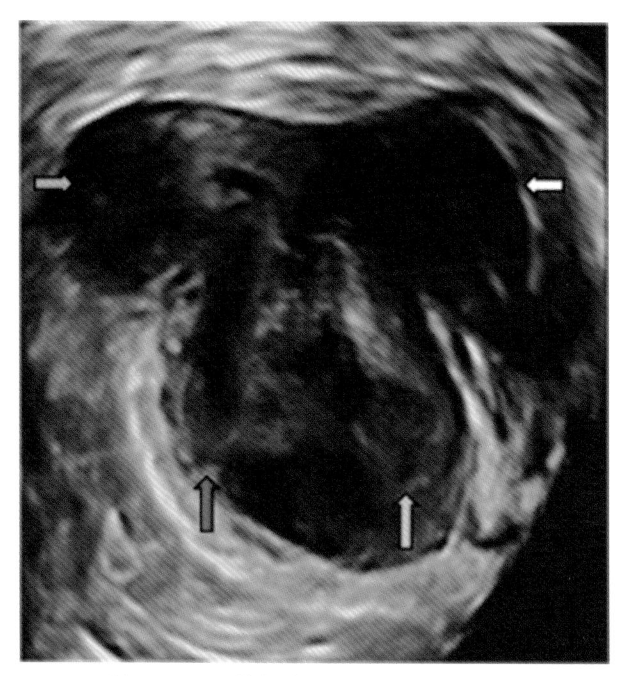

图 7.21　三维超声显示双体子宫的图像

显示两个单独的宫角（右角：蓝色箭头；左角：白色箭）和两个宫颈管。右侧宫颈管显示正常的宫颈外口（红色箭），而左侧宫颈管止于宫颈的下 1/3（黄色箭），未检测到宫颈外口。左侧子宫角由于左侧宫颈异常导致宫腔积液。

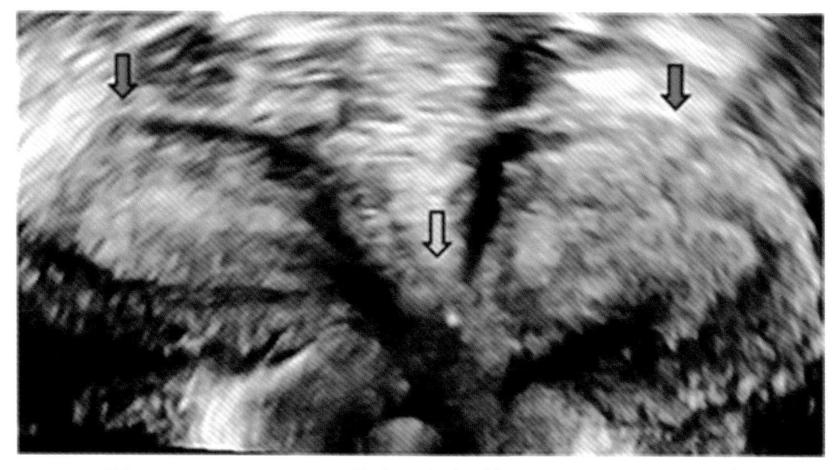

图 7.22　Wünderlich 综合征患者（与图 7.25 为同一患者）

三维超声渲染成像显示完整的双体子宫，两个单独的子宫角（红色箭）和两宫角间延伸到宫颈水平的外部凹陷（黄色箭）。

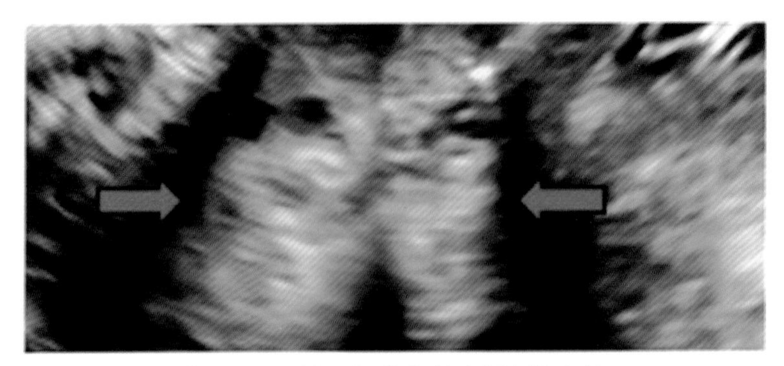

图 7.23 Wünderlich 综合征女性患者

三维超声渲染成像显示宫颈冠状切面。箭指两个分开的宫颈管。

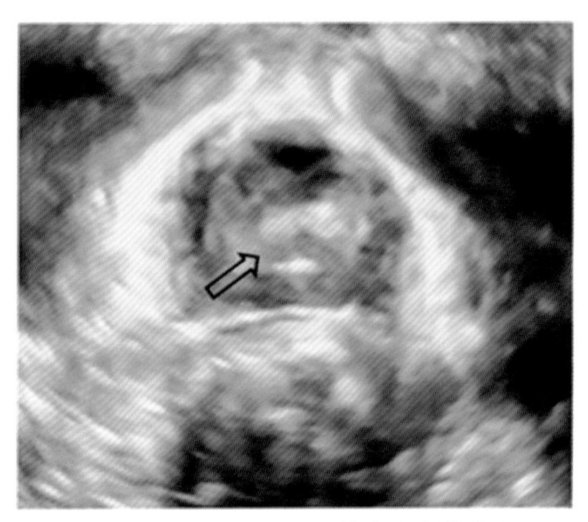

图 7.24 Wünderlich 综合征女性患者

经会阴三维超声图像显示有分隔的阴道（箭）。

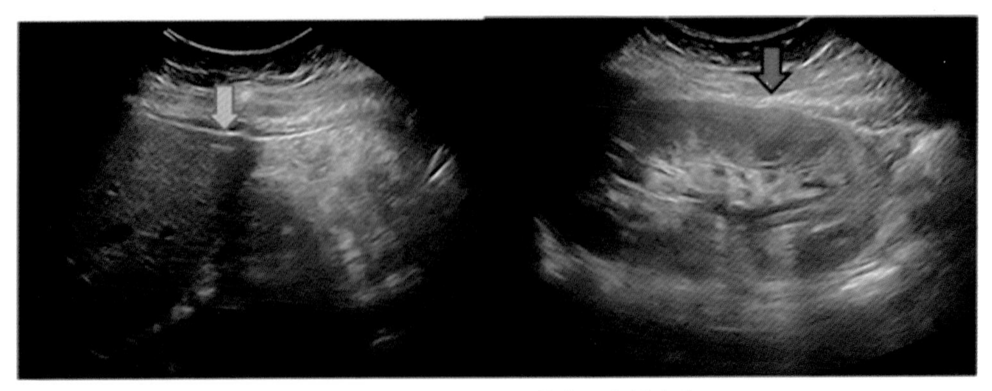

图 7.25 Wünderlich 综合征女性患者

二维超声仅显示左肾（红色箭）。注意右肾缺失（黄色箭）。

有残腔的半子宫

半子宫合并残角子宫的女性，当残角子宫内含非交通性功能性子宫内膜时，残角及其他部位子宫内膜异位症的发病率较高（图 7.26 至图 7.29）。这些患者会出现盆腔疼痛、盆腔包块、宫腔积血、经血流出受阻导致的输卵管积血和不孕。临床症状通常在初潮时表现出来，部分患者可无症状，仅在主诉不孕时确诊。

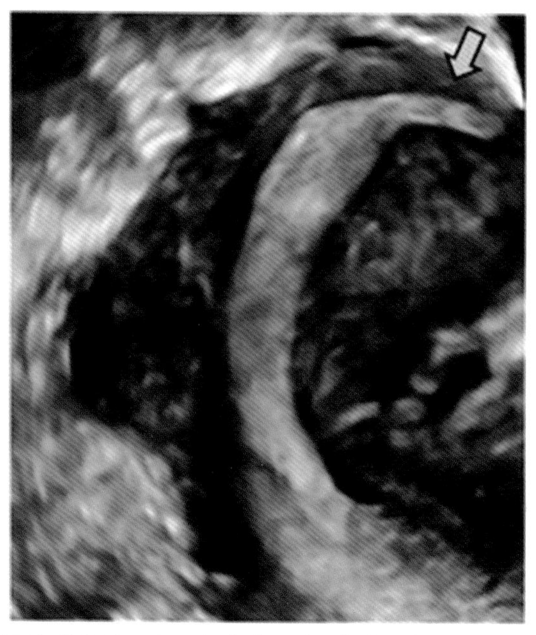

图 7.26　三维超声渲染成像显示半子宫的“香蕉形”外部轮廓和左侧子宫内膜（黄色箭）

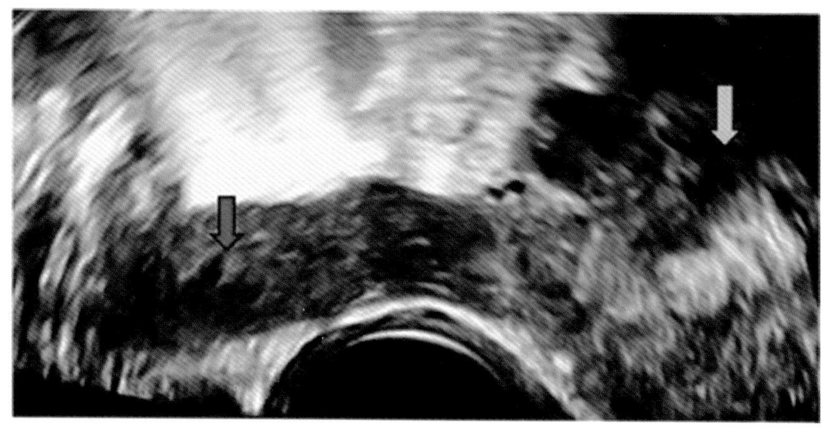

图 7.27　半子宫（黄色箭；与图 7.26 为同一患者）

三维超声还显示有功能性子宫内膜的非交通性残角子宫（红色箭）。

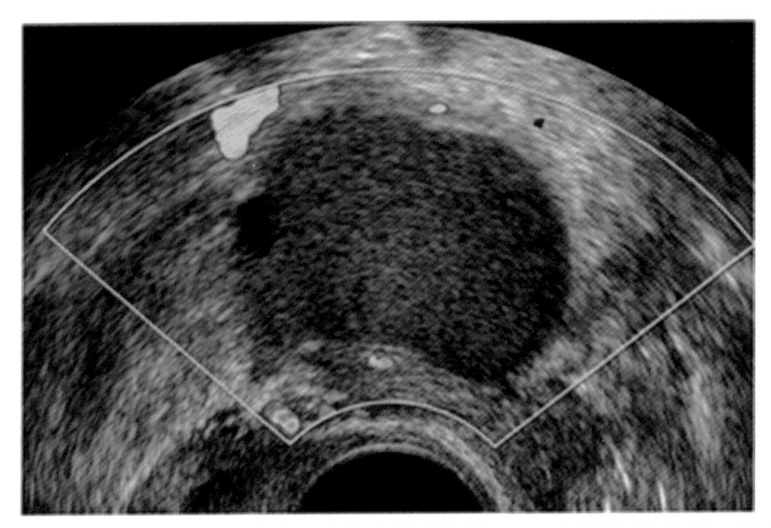

图 7.28 半子宫和功能性残角子宫的女性（与图 7.26 和图 7.27 为同一患者）
同时患有卵巢子宫内膜异位囊肿，具有特征性的磨玻璃样结构。

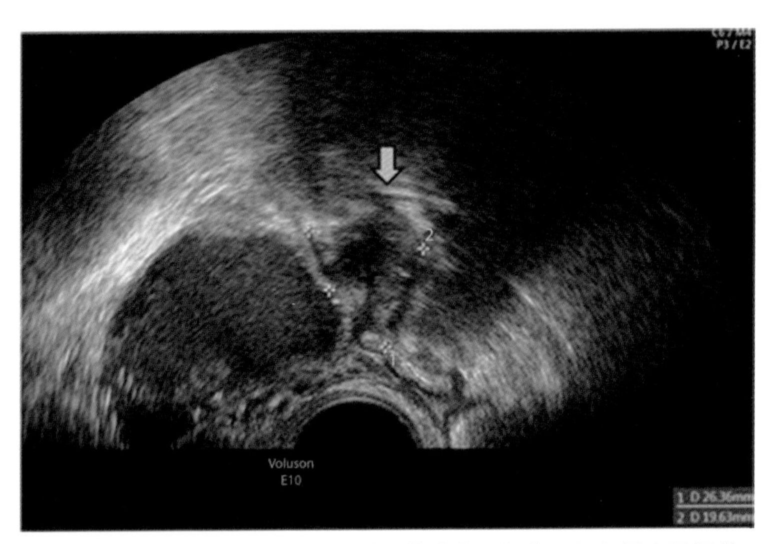

图 7.29 二维超声显示子宫内膜异位结节浸润直肠和左侧宫骶韧带
表现为半子宫伴功能性残角子宫（图 7.26 至图 7.28 为同一患者）。

子宫发育不全和未发育：Mayer-Rokitansky-Küster-Hauser 综合征

Mayer-Rokitansky-Küster-Hauser 综合征表现为不同程度的子宫和阴道发育不良。患有该综合征的妇女可能会出现子宫、宫颈和阴道上段的发育不全，也可表现为小的子宫、宫颈和（或）输卵管的残迹（图 7.12）。30%~40% 的该综合征患者存在上尿道异常。这些患者通常在青春期因闭经和严重盆腔疼痛得到诊断，这是因为患者存在有功能性子宫内膜但阴道发育不全，出现梗阻引起宫腔积血。能否生育取决于生殖道异常的程度及是否存在功能性子宫内膜。如 Hall-Craggs 等描述，此类发育不全的子宫常见于 Mayer-Rokitansky-Küster-Hauser 综合征。这种综合征的子宫可以相对较大，具有功能性子宫内膜，可引起盆腔疼痛。Wang 等观察到，Mayer-Rokitansky-Küster-Hauser 综合征患者有周期性盆腔疼痛史，与无子宫发育不全或有双侧子宫残迹的女性相比，单侧子宫发育不全的女性周期性盆腔疼痛更常见。子宫内膜异位症更常见于单侧子宫发育不全的患者。

Robert 子宫

Robert 子宫是一种罕见的先天性苗勒管异常。1969 年由 Robert 首次描述其特征为子宫外部轮廓正常的半侧宫腔非交通性纵隔子宫。

Robert 子宫患者表现为子宫积血、输卵管积血引起的反复腹痛和痛经，在某些情况下由于经血流出受阻导致子宫内膜异位症。这些患者也可表现为急性盆腔疼痛。文献报道病例较少。Di Spiezio Sardo 等描述 1 例 Robert 子宫为完全纵隔子宫伴单侧宫颈发育不全，采用 ESHRE-ESGE 分类为 U2bC3V0。即使 Robert 子宫这样复杂的异常，三维超声也可准确显示女性生殖道解剖结构。

子宫异常、妊娠和盆腔疼痛

一些子宫异常的患者可能出现异位妊娠。一般而言，妇科和产科并发症在子宫异常的妇女中更常见（图 7.30 和图 7.31）。

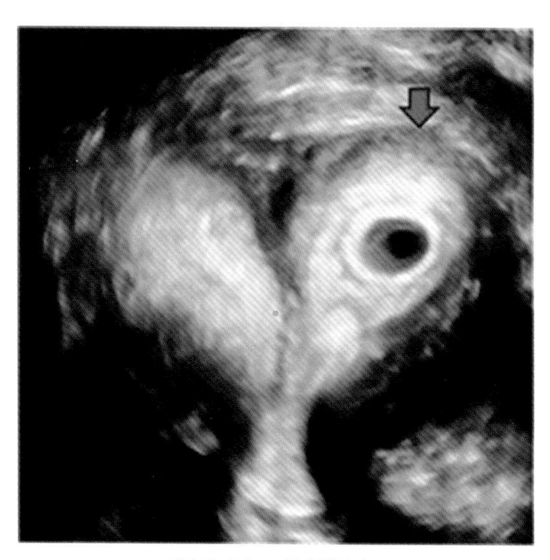

图 7.30 纵隔子宫

三维超声清晰显示纵隔子宫，左侧宫腔内妊娠（红色箭）。

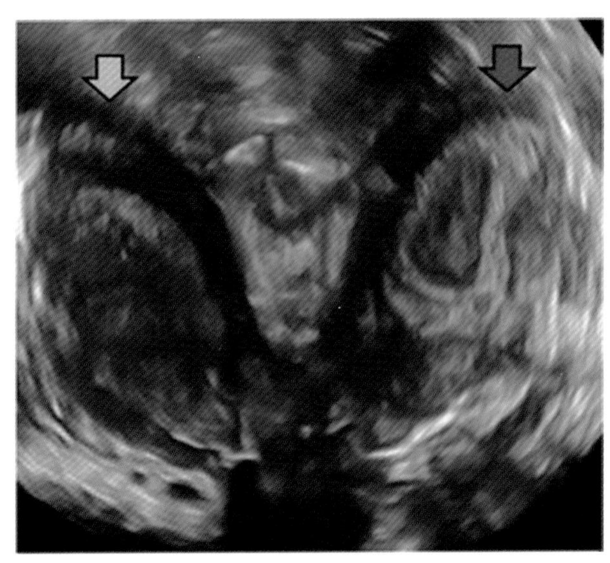

图 7.31 三维超声显示完整的双体子宫

右侧宫角空虚（黄色箭），左侧宫角妊娠（红色箭）。

在半子宫患者中，妊娠可能在两个宫腔中的任何一个发生，导致不同的产科结局。非交通性发育不良半子宫妊娠与不良妊娠结局相关，如流产、早产和胎位不正。如果妊娠发生在非交通性残角，则认为是异位妊娠。在这种情况下，产科结局很差，流产、早产、胎位不正、胎儿宫内生长受限、胎死宫内和胎盘植入的风险增加。然而，最危及生命的情况是子宫破裂，通常见于残角子宫，由于子宫肌层较薄，表现为妇科急腹痛和重度腹腔积血。残角子宫妊娠发病率较低，但破裂率接近80%。

发育不良的子宫异位妊娠具有独特的超声特征。Tsafrir 等描述了类似于不对称双角子宫的发育不良子宫的异位妊娠，可见宫颈管和妊娠宫角之间不连续，子宫肌层组织包围妊娠囊，同时可见胎盘植入的高度血管化典型征象，超声显示妊娠囊周围子宫肌层菲薄，这容易与附件区妊娠囊和增大的宫角内空妊娠囊相混淆。三维超声显示了扁豆形半子宫和对侧发育不良子宫的妊娠。Blancafort 等将二维超声与三维超声的特征相结合，提高了诊断的准确性（图 7.32 和图 7.33）。

存在子宫畸形时，应谨慎管理妊娠。三维超声准确显示了子宫异常和盆腔疼痛患者妊娠的位置，可与异位妊娠进行鉴别诊断。

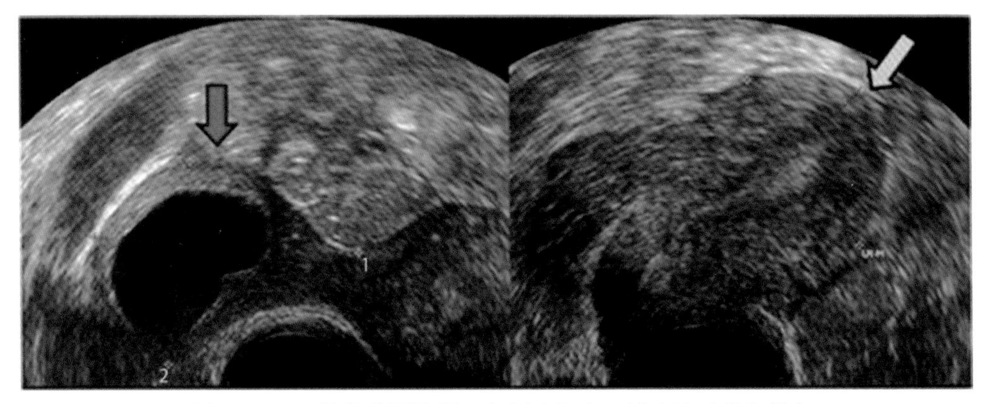

图 7.32　二维超声图像显示左侧半子宫及其宫腔（黄色箭）

右侧可见非交通性残角子宫妊娠（红色箭）。残角子宫无妊娠或子宫内膜时，应与子宫肌瘤或附件包块等盆腔包块鉴别诊断。

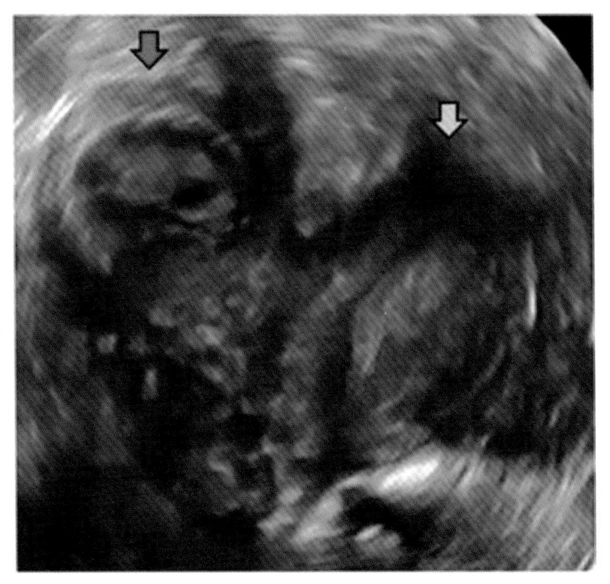

图 7.33　（与图 7.32 为同一患者）三维超声渲染成像冠状面显示左侧对应半子宫，其宫腔空虚（黄色箭），右侧对应非交通性发育不良的子宫妊娠（红色箭）

总结

即使存在复杂异常，超声，尤其是三维超声可以对女性生殖道解剖结构的细节进行探查。超声是对子宫异常和盆腔疼痛患者的盆腔进行评价的有效技术，并为这些病例的治疗计划提供独有的方案。

致谢

本文由 Càtedra d'Investigació en Obstetrícia i Ginecologia de la Universitat Autònoma de Barcelona 赞助撰写。感谢 Beatriz Valero 在编辑工作中的帮助。

第 8 章

盆腔淤血综合征和盆腔粘连

María Ángela Pascual and Jean L. Browne

在本章中，我们将回顾导致盆腔痛的两个病因的超声表现：盆腔淤血综合征和盆腔粘连。

盆腔淤血综合征

盆腔淤血是慢性盆腔痛的已知病因。它通常与女性盆腔静脉曲张有关，常伴有不明原因的下腹痛或盆腔痛持续时间超过 6 个月。盆腔淤血也可见于外阴静脉曲张，并与性交困难或性交后疼痛有关。然而，也有影像学研究报道的许多盆腔静脉扩张的女性无临床症状。在患有急性或亚急性盆腔痛和影像学检查阴性的女性中，疼痛通常会减弱或消失。如存在这种情况，不应该认为盆腔淤血是急性或亚急性疼痛的原因。

盆腔静脉曲张的机制不明确，因为受物理和激素的影响，多数与多因素相关。物理因素包括卵巢静脉瓣膜的缺失。主动脉后的左肾静脉受压于主动脉与脊柱之间，或正常左肾静脉受压于主动脉 - 肠系膜上动脉，称为胡桃夹综合征，引起静脉回流受限，这些情况可以通过腹部超声明确诊断。左髂总动脉压迫左髂总静脉，即 May -Thurner 综合征，在女性中更为常见，也可能导致盆腔静脉淤血（图 8.1）。雌激素可导致盆腔静脉壁张力减低，其可导致盆腔淤血综合征。

子宫内膜异位症、大的肌瘤或肿瘤也可引起继发性盆腔淤血（图 8.2）。

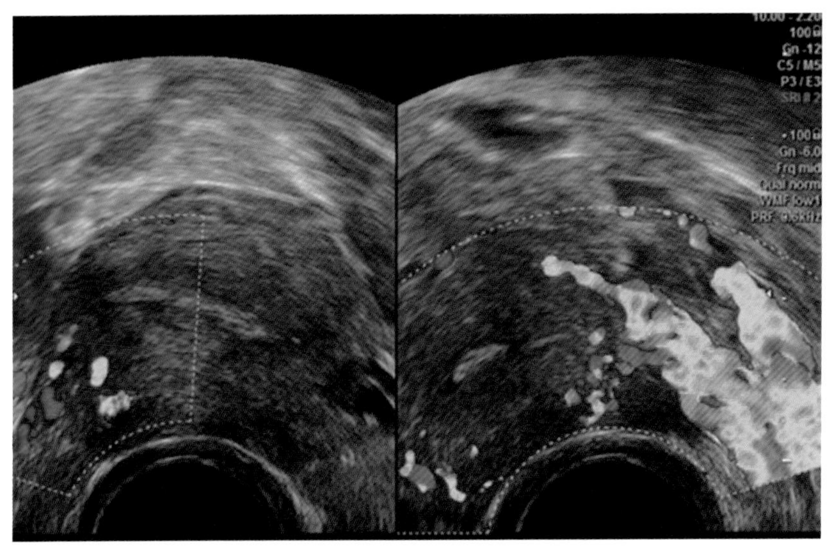

图 8.1　图中显示左侧盆腔静脉淤血

注意邻近子宫的右侧盆腔血管（左侧图片）未见淤血。

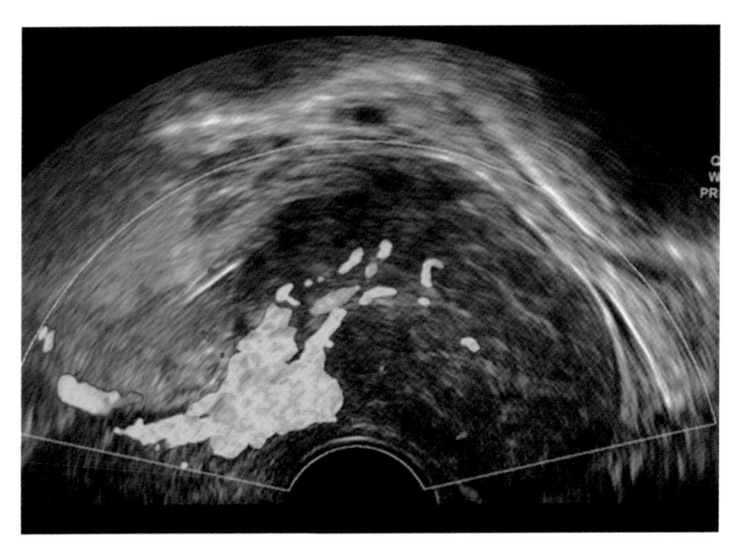

图 8.2　大的肌瘤也可引起继发性盆腔淤血

盆腔淤血综合征的症状是由曲张的静脉对盆底的占位效应引起的，症状通常在日常活动和站立时加重，平躺时缓解。中年多产妇女，由于静脉管腔增大、血容量增加，体重增加，以及妊娠引起的解剖改变导致盆腔淤血综合征更多见。最终导致静脉扩张（图 8.3）和迂曲（图 8.4 和图 8.5）而压迫盆腔结构，导致盆腔淤血综合征的症状（图 8.6）。但卵巢静脉血栓形成很罕见（图 8.7 至图 8.11）。

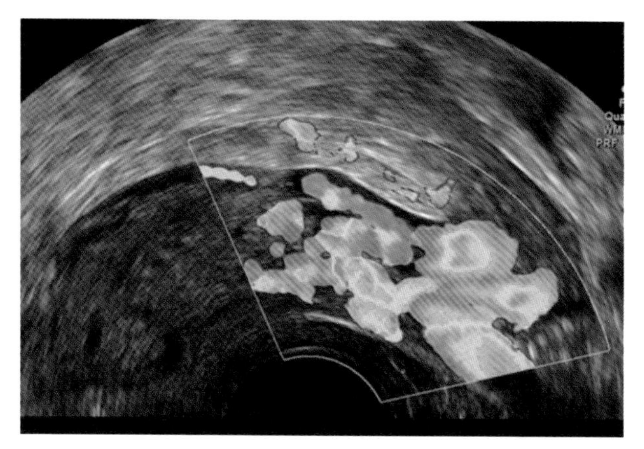

图 8.3　彩色多普勒显示静脉扩张

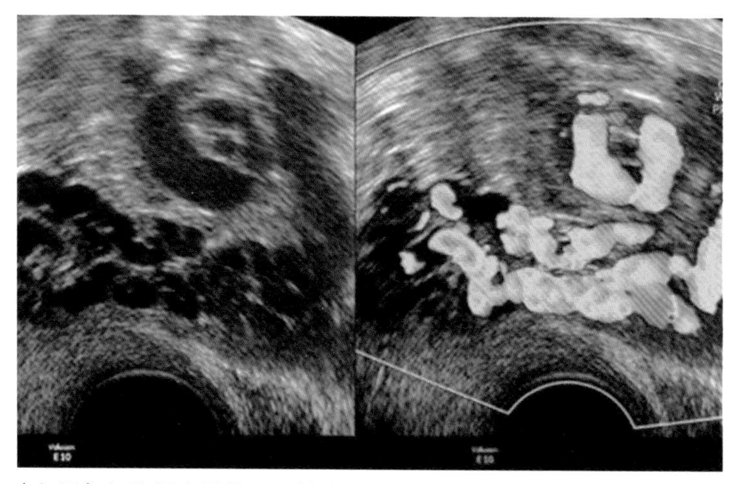

图 8.4　（左侧）灰阶超声图像显示扩张、迂曲的血管，（右侧）多普勒证实血管淤血

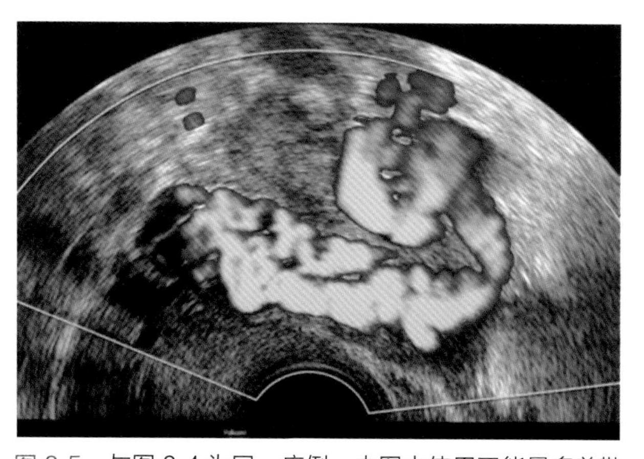

图 8.5　与图 8.4 为同一病例，本图中使用了能量多普勒

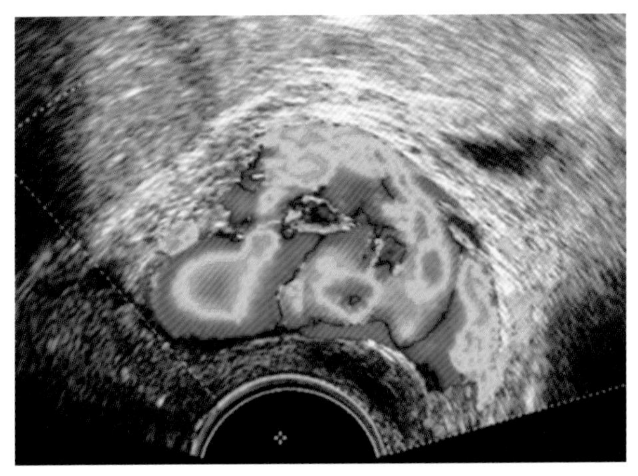

图 8.6 明显的盆腔淤血，占位效应导致盆腔器官的移位

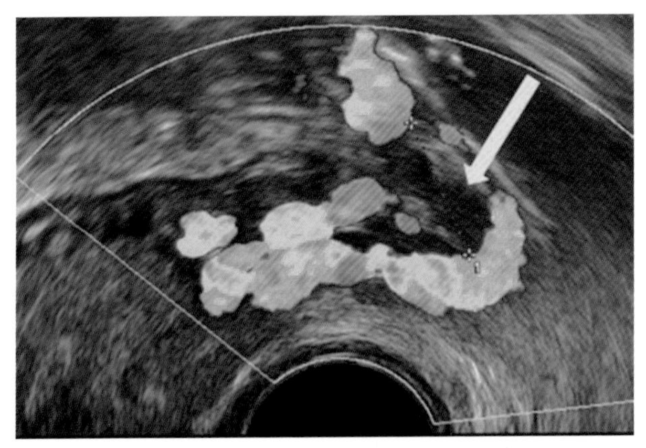

图 8.7 彩色多普勒显示盆腔淤血（黄色箭指示血管内血栓形成）

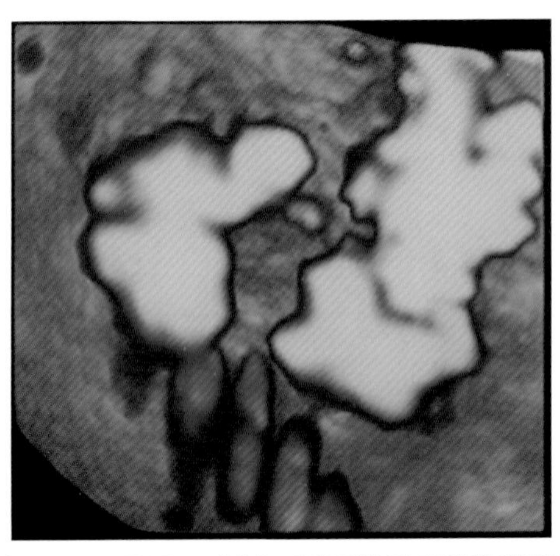

图 8.8 与图 8.7 是同一病例，采用能量多普勒清晰显示血栓

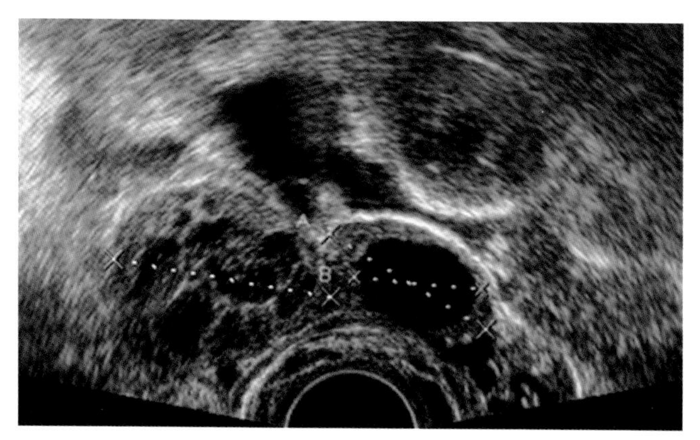

图 8.9　右卵巢内可见生长的卵泡，其左侧可见有分隔的囊性结节，组织学显示为卵巢静脉血栓形成

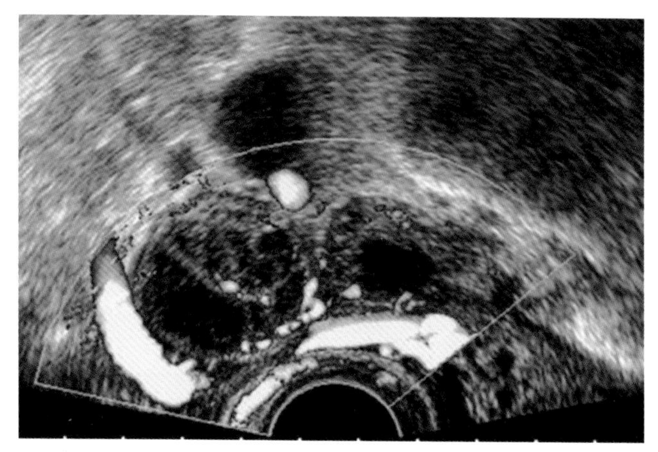

图 8.10　与图 8.9 为同一病例。能量多普勒超声显示盆腔淤血、结节周围及中央可见血管（卵巢静脉血栓）

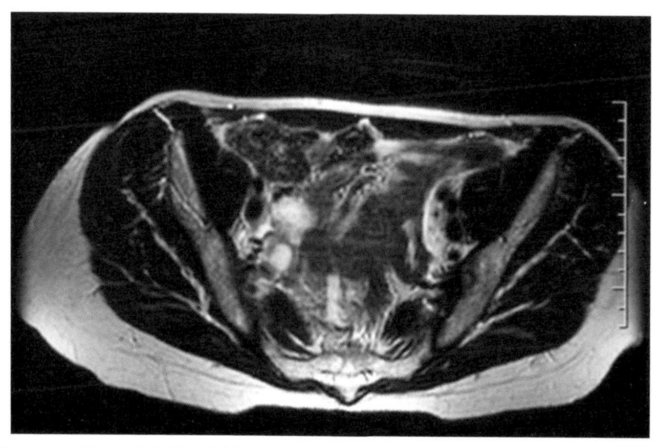

图 8.11　增强 MRI 图示右侧卵巢静脉的高信号扩张（与图 8.9 和图 8.10 为同一病例）

诊断可以通过许多技术实现。然而，既往史和体格检查在选择最有效的检查手段时至关重要。影像学研究可明确引起盆腔淤血综合征的病因并与其他疾病进行鉴别。彩色多普勒超声成像（图 8.12）、磁共振成像（图 8.13 和图 8.14）、计算机断层扫描（图 8.15）或静脉造影也可以诊断。但是需注意，由于这些检查大多数是在患者平躺时进行的，而此时静脉的改变和反流可能会减少。

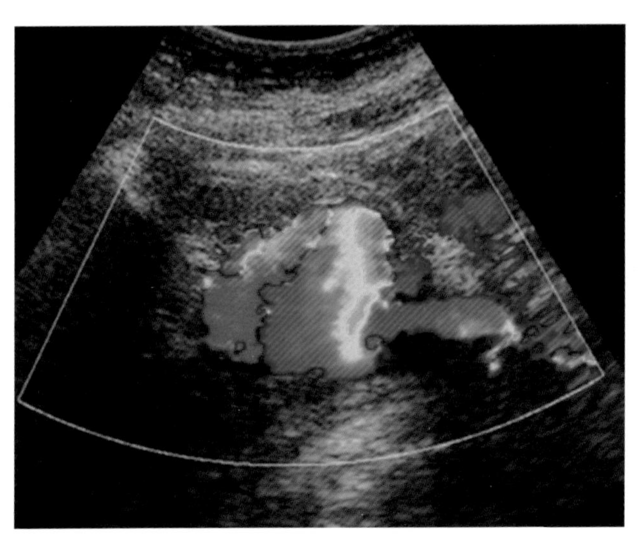

图 8.12 偶然发现的血管扩张

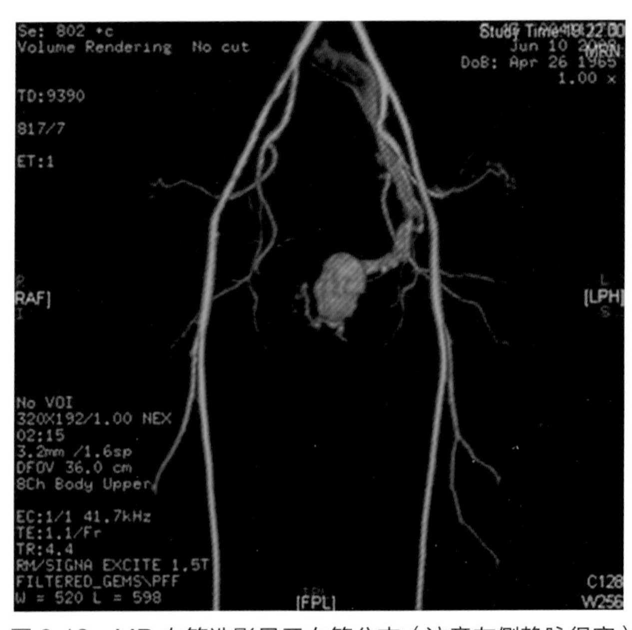

图 8.13 MR 血管造影显示血管分支（注意左侧静脉很宽）

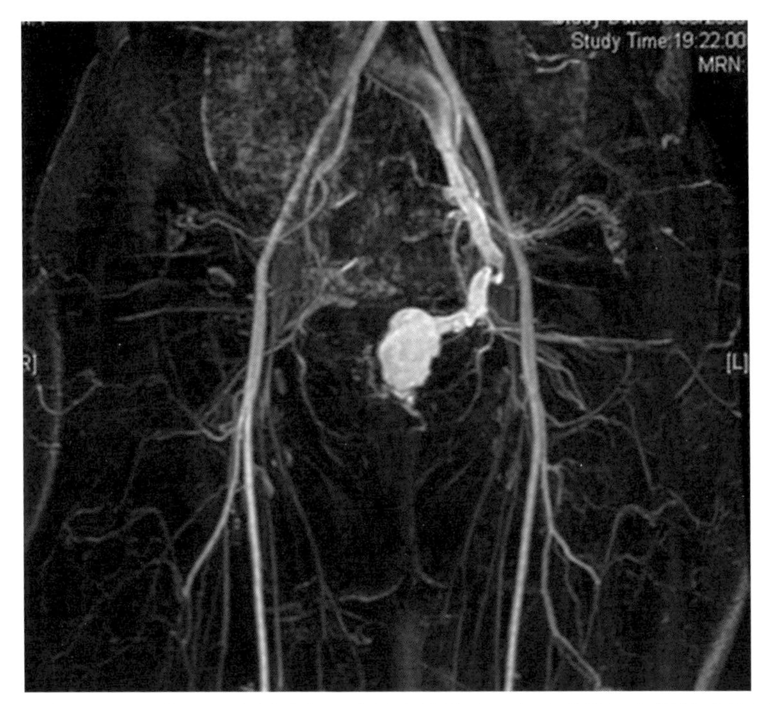

图 8.14　与图 8.13 为同一病例（由于动静脉的分流，在动脉期，左侧静脉较早显影）

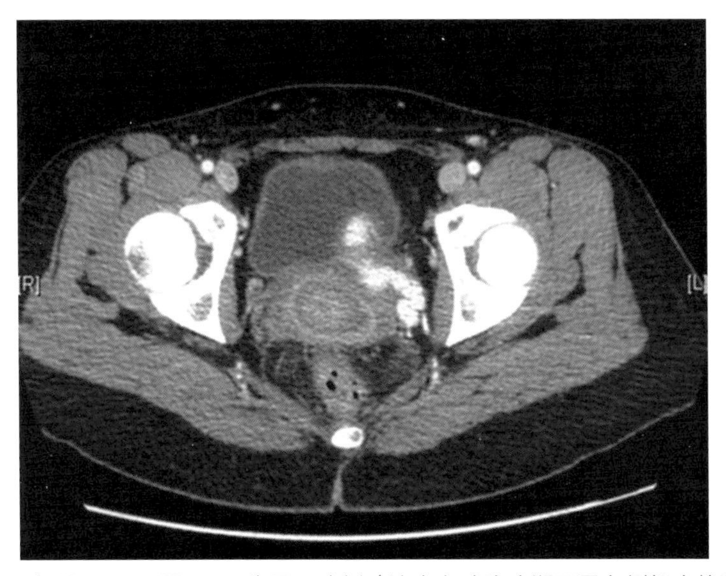

图 8.15　与图 8.13、图 8.14 为同一病例（注意在动脉晚期可见左侧粗大静脉强化）

多普勒超声应用广泛，效果良好（图8.16）。诊断标准包括卵巢静脉直径>4cm（图8.17），子宫弓状血管迂曲扩张（图8.18），与盆腔静脉曲张相通（图8.19），静脉流速缓慢，静脉反流。

MRI静脉造影因其灵敏度高，是诊断的金标准。

盆腔淤血综合征的短期治疗，一开始可使用非甾体抗炎药缓解疼痛。在这些研究中，超过50%的女性使用了甲羟孕酮和埋植剂来缓解症状。

诊断标准依赖于检查技术，盆腔淤血综合征的治疗选择有限。一些证据表明，在排除其他原因的女性盆腔静脉功能不全（IPV）和慢性盆腔疼痛（CPP）之间存在直接关系。硬化剂选择性静脉栓塞治疗效果持久，安全有效，大部分女性症状可以得到缓解。然而，静脉栓塞的研究结果受病例数较少的限制，唯一的随机研究因潜在偏倚而受到质疑。IPV和CPP之间的真正相关性有待设计合理的病例对照研究。

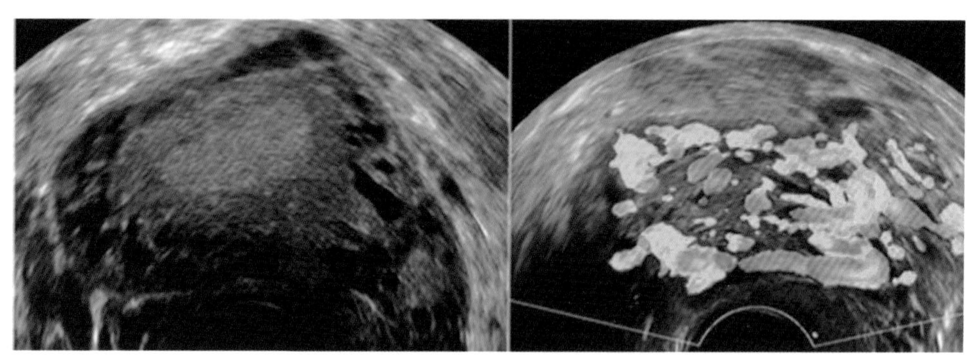

图8.16　超声显示产后子宫及盆腔血管淤血

（左）肌层血管大量扩张；（右）彩色多普勒可以清晰显示扩张血管。

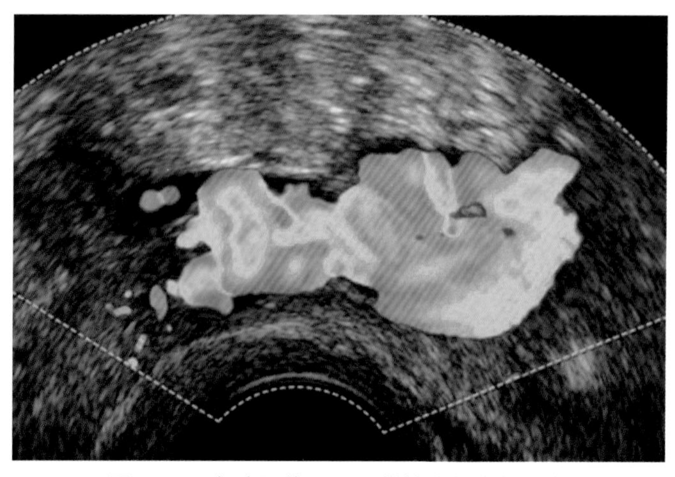

图8.17　超声图像显示卵巢静脉的内径增宽

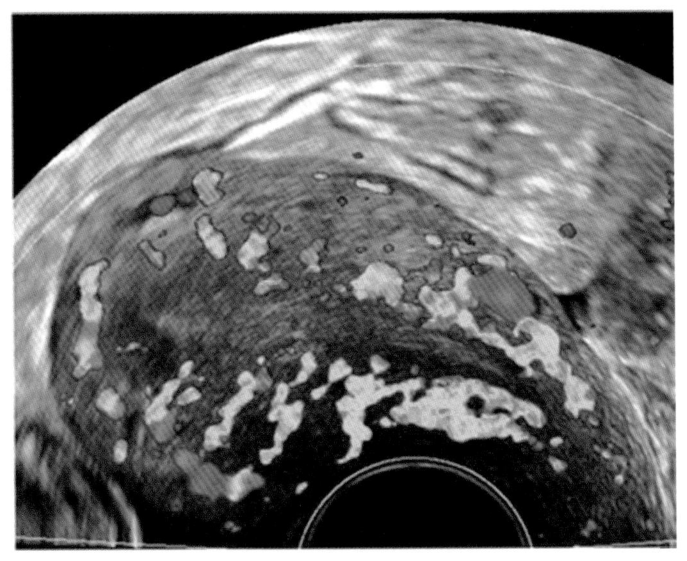

图 8.18　超声图像显示子宫弓状血管扩张和迂曲

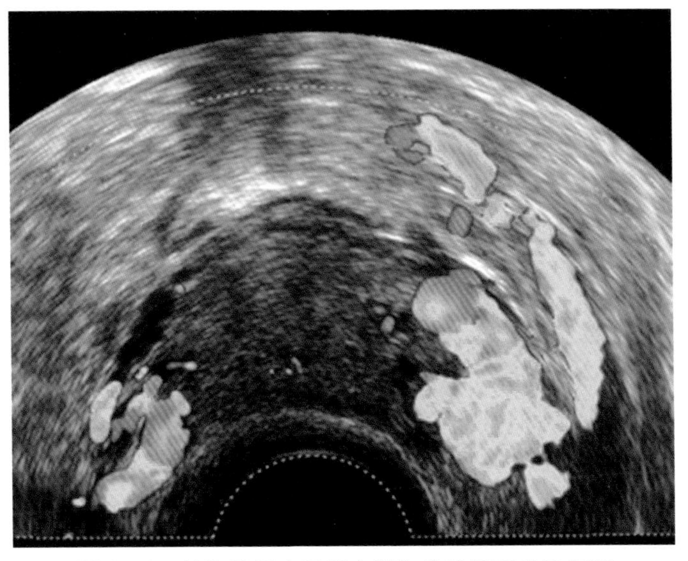

图 8.19　扩张的子宫弓状血管与盆腔静脉曲张相通

盆腔粘连

盆腔粘连或粘连综合征，又称腹膜包裹性囊肿、良性囊性间皮瘤等（这些名称容易混淆，但都与同一疾病有关），是指腹腔内粘连所产生的症状和体征。腹腔内粘连是在腹部器官、组织和腹膜表面形成的纤维瘢痕带（图 8.20）。由于感染、手术、子宫内膜异位症或肿瘤疾病引起的炎症都可能导致这些瘢痕带。

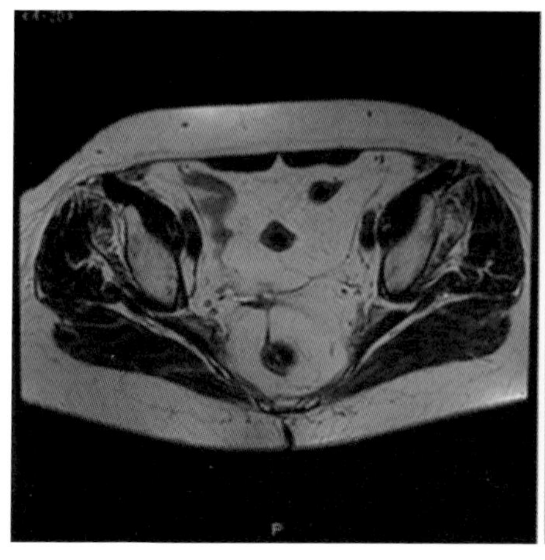
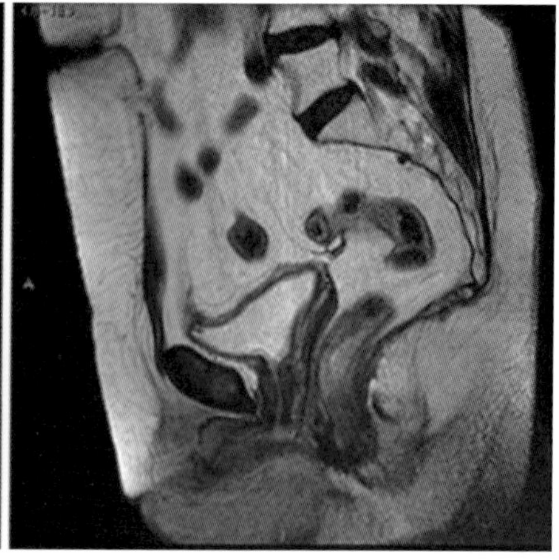

图 8.20 子宫内膜癌术后

膀胱、乙状结肠和直肠间的纤细粘连。该图像表现已持续 2 年多。

肠道手术、阑尾炎或妇科手术如子宫切除术（图 8.21）、子宫肌瘤切除术（图 8.22）、剖宫产术，附件手术后粘连的风险均可增高。盆腔的放射性治疗也有引起粘连的风险。腹腔镜手术相对开腹手术引起粘连的概率更小。

纤维带引起的腹腔积液称为粘连综合征（图 8.23），影像学表现可能会产生误诊，因为它们的复杂性可能会把它们误认为是良性或恶性的卵巢囊肿。

输卵管粘连可导致不孕或其他生殖异常，这些可通过超声来诊断。

2004 年，Savelli 等报道了 31 例腹膜假性囊肿的超声表现。这些假性囊肿通常边界不清并且形态复杂（图 8.24），呈星形（图 8.25）、管状（图 8.26）或团状。81% 的病例存在分隔，经阴道检查时，探头推动阴道顶部，可见分隔飘动，被称为“飘动帆征”。

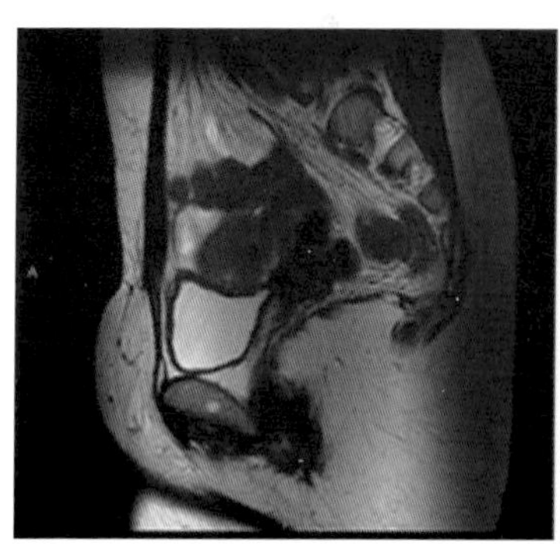
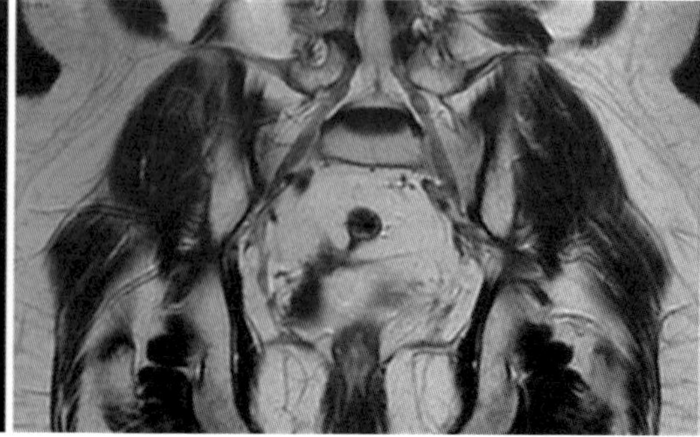

图 8.21 子宫切除术后，阴道残端与多个肠襻的较厚粘连

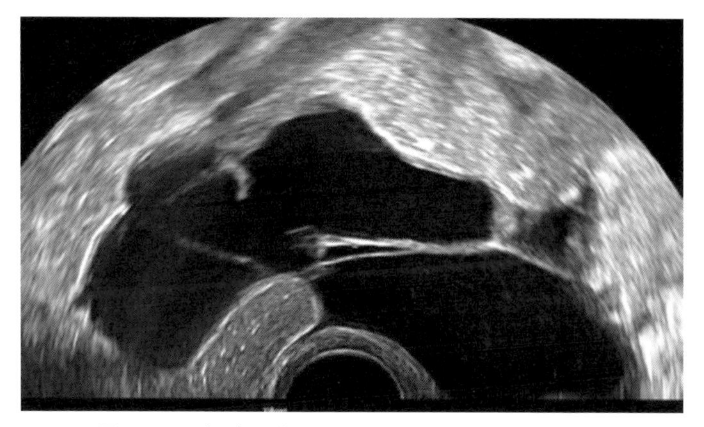

图 8.22　超声图像显示子宫切除术后较厚的粘连

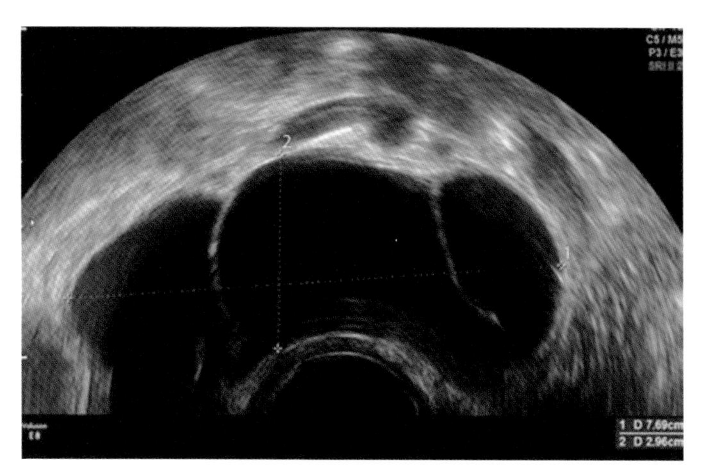

图 8.23　图像显示腹腔积液的多个分隔囊腔

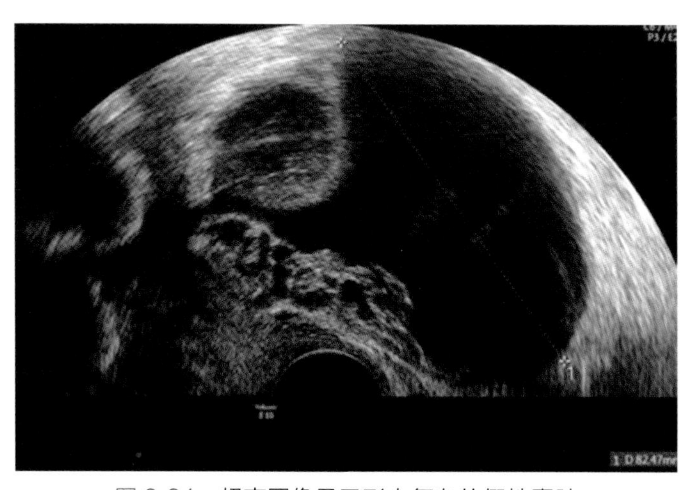

图 8.24　超声图像显示形态复杂的假性囊肿

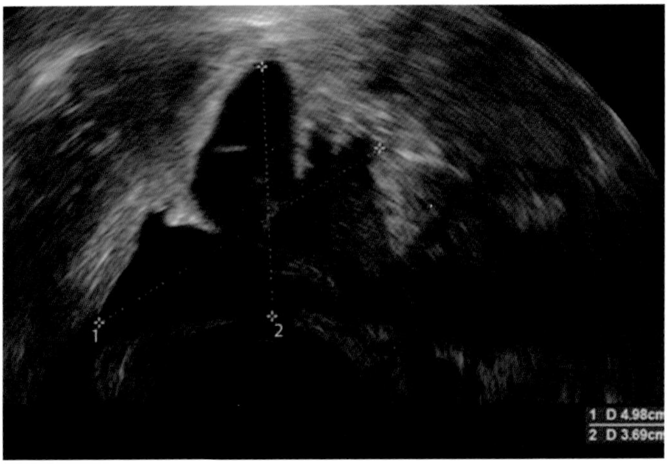

图 8.25　星形的盆腔粘连

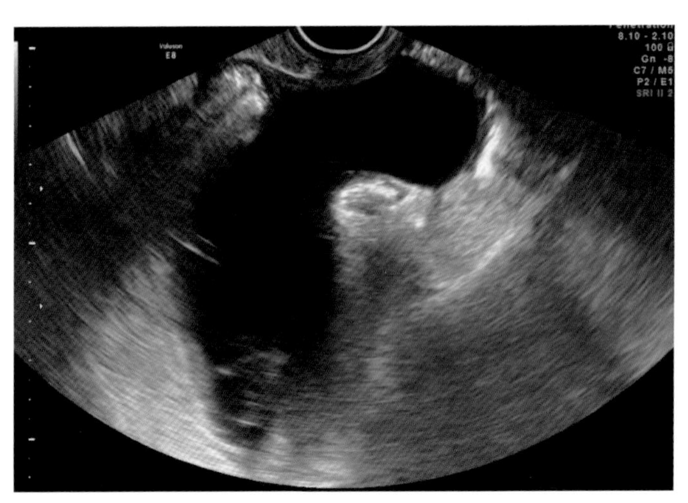

图 8.26　管状形态的粘连示例

2015 年，Sayassneh 和 Ekechi 等将假性囊肿描述为附着于卵巢表面的多房囊肿（图 8.27）。经阴道超声探查时，通常囊内可见完整而薄的分隔，分隔可随探头移动和“飘动”（图 8.28）。囊肿因位于 Douglas 窝，盆腔脏器和组织之间，形状不规则呈星形或管状。囊肿一般为无回声，但也可呈低回声。

盆腔粘连可引起慢性或长期疼痛。这些粘连限制了盆腔内结构和脏器的运动，尤其会影响卵巢、固定子宫和大网膜而产生疼痛，不同学者对子宫和卵巢间的粘连进行了大量的研究，认为这种粘连常与卵巢子宫内膜异位症有关。

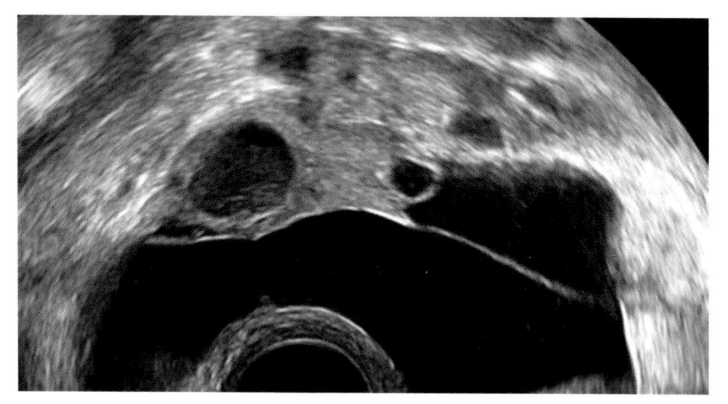

图 8.27　超声图像显示多房假性囊肿紧贴于卵巢表面

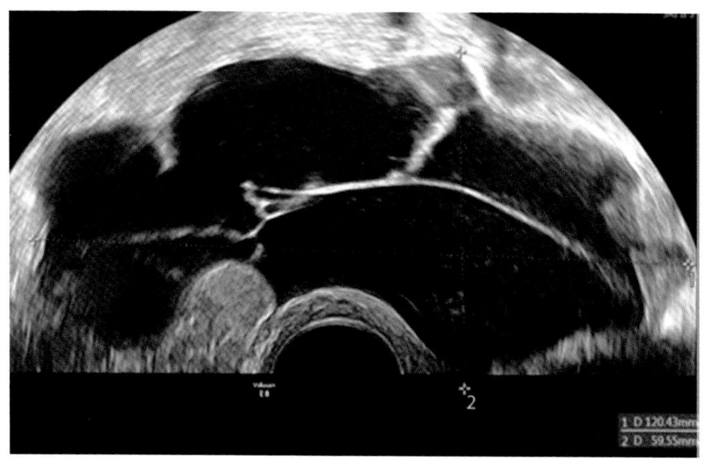

图 8.28　假性囊肿显示完整而薄的分隔

在探头推动下呈波浪状运动即“飘动帆征”。

在盆腔粘连中可发现神经组织，然而，并非所有有症状的患者都存在神经组织。这些发现表明粘连分为不同阶段，最终导致具有血管和神经的成熟纤维组织形成。

粘连与慢性盆腔疼痛（CPP）之间的关系存在争议，因为一些研究发现，CPP 患者的盆腔粘连发生率及分布与无症状不孕女性无差别。同时，腹腔镜下粘连松解术可减轻疼痛。只有一项关于进行粘连松解术与未治疗组的随机研究，发现 16 个月后两组之间没有临床差异。只有那些累及膀胱的、较厚、富血管的粘连患者治疗后疼痛会减轻。

在治疗方面也存在分歧，因为尽管腹腔镜下粘连松解术可缓解慢性腹痛，但结果并不优于单纯诊断性腹腔镜检查。

致谢

本文由 Càtedra d'Investigació en Obstetrícia i Ginecologia de la Universitat Autònoma de Barcelona 赞助撰写。感谢 Beatriz Valero 在编辑工作中的帮助。

第 9 章

非妇科原因的盆腔痛

Juan Luis Alcázar

简介

盆腔疼痛是所有年龄段女性的常见主诉，可由许多不同原因引起。无论疼痛的原因是什么，全面的临床病史和体格检查都是必需的。盆腔疼痛可以是急性的，也可以是慢性的。

经腹部、经阴道或经直肠超声因其无辐射、成本低、应用广泛而被用作评估女性盆腔痛的影像学检查方法。

本书前几章介绍了大部分妇科原因引起的女性盆腔痛的超声表现。然而，妇科医师也应该想到，还有其他非妇科原因的盆腔疼痛，这对准确的鉴别诊断至关重要。超声扫查显示妇科正常时，应该寻找与内生殖器无关的盆腔痛的其他潜在原因，如阑尾炎、输尿管结石、膀胱病变、憩室炎、尿道病变、血管病变和非妇科盆腔肿瘤。

在本章，我们将回顾盆腔超声检查（经腹、经阴道或经直肠）在非妇科原因的女性盆腔痛的临床应用。

急性阑尾炎

非妊娠期女性急性右下腹痛的评估仍然是一个临床挑战。急性阑尾炎、右输尿管结石和附件病变是造成疼痛的主要病因。这些疾病临床表现可能相似，包括不同程度的急性疼痛，通常伴有恶心、呕吐、白细胞增高和发热。

女性一生中发生阑尾炎的风险约为 6.7%，15–19 岁更常见，但阑尾炎可能发生在任何年龄。

由于阑尾炎的临床表现相对非特异，影像技术已成为诊断阑尾炎的重要手段。

据报道，当阑尾表现为起始于盲肠基底部，末端为盲端、不可压缩、直径>6mm 的无蠕动管状结构时，经腹部超声诊断急性阑尾炎的敏感性为 80%~94%（图 9.1）。最近的 Meta 分析显示，超声的总敏感性为 86%，总特异性为 91%，假阴性病例多发生在盲肠后位阑尾。

(a)

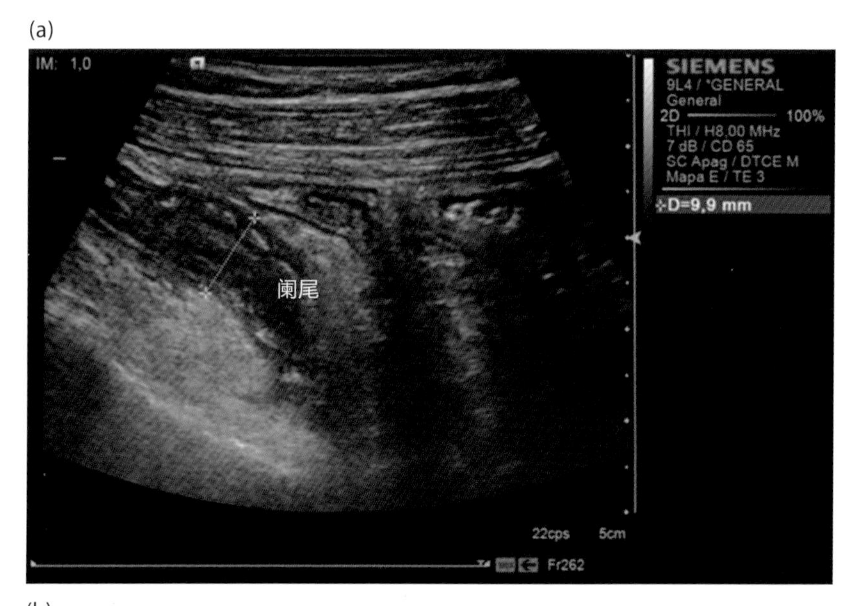

(b)

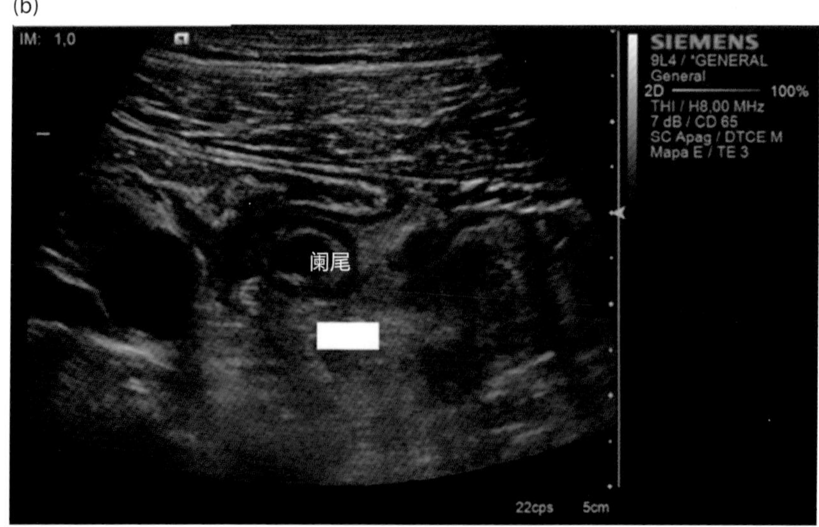

图 9.1 急性阑尾炎

（a）经腹超声显示急性阑尾炎病例中异常阑尾的矢状面。病灶直径：9.9mm。（b）横切面。

黏膜下层回声不连续提示即将穿孔。如果发生穿孔，可以看到阑尾周围局限性脓肿（图 9.2）有时，阑尾内可看到阑尾粪石（图 9.3）。

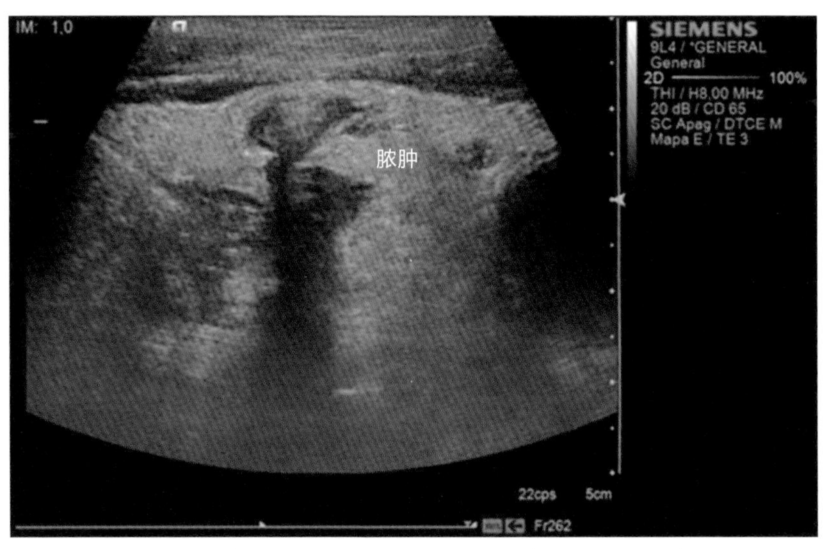

图 9.2　经腹部超声显示一例阑尾炎伴阑尾周围脓肿

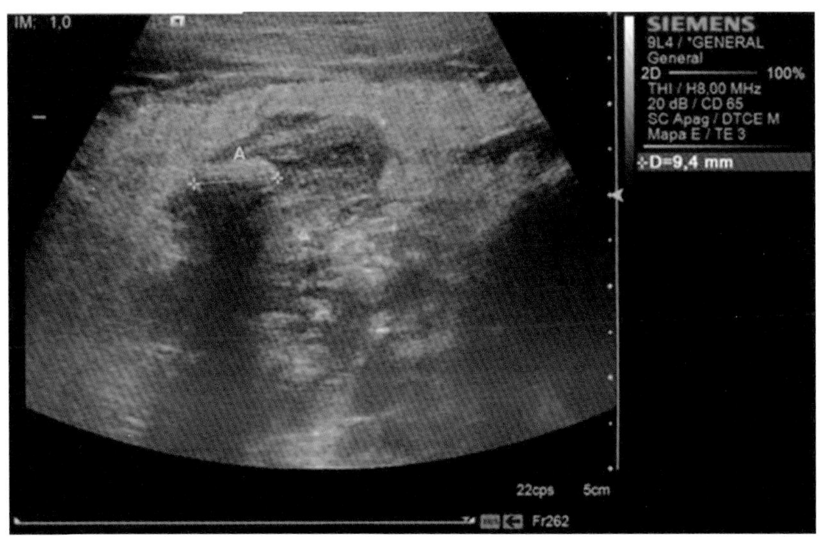

图 9.3　阑尾炎

经腹超声示一例阑尾炎。观察到阑尾粪石（A）。

有一些关于使用经阴道超声评估急性阑尾炎的报道。但是没有使用经直肠超声评估阑尾炎的报道，经直肠超声可考虑用于女孩和青少年。经阴道超声观察急性阑尾炎的超声表现与经腹部超声非常相似（图 9.4）。此外，有学者报道使用这种检查方法，可能发现阑尾充血。

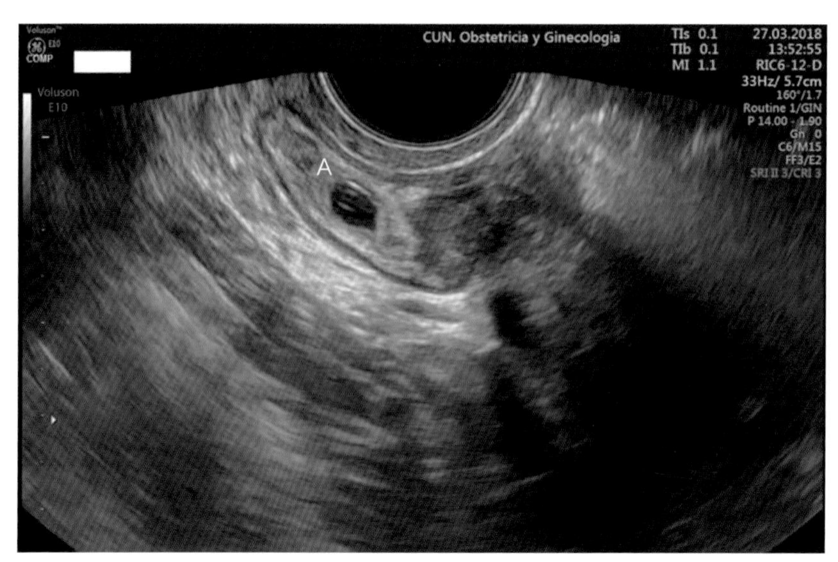

图 9.4 **急性阑尾炎**

经阴道超声检测一例急性阑尾炎。阑尾壁增厚（A）。

Molander 等报道了 31 例临床怀疑盆腔炎的女性的超声结果，其中 6 例经腹腔镜检查最终确诊为急性阑尾炎。他们观察了这 6 名女性的超声表现提示为急性阑尾炎，与急性盆腔炎有明显不同。

Caspi 等报道了 38 例病理诊断为急性阑尾炎的妇女，所有患者术前均行经腹部及经阴道超声检查，经腹部超声发现 29 例（76%）阑尾炎，有 9 例仅通过经阴道超声发现（24%），强调经阴道超声检查在可疑急性阑尾炎而经腹部超声检查结果为阴性的患者中的诊断价值。这一情况常见于"盆位阑尾"。

计算机断层扫描（CT 扫描）和磁共振成像（MRI）被认为是评估女性疑似阑尾炎的二线影像检查技术。急性阑尾炎的 CT 和 MRI 表现与超声相似：阑尾肿大、阑尾周围脂肪组织浸润、阑尾粪石和阑尾直径＞6mm。最近的一项 Meta 分析显示，当超声诊断不明确时，儿童和成人患者 CT 扫描和 MRI 的诊断价值相似（表 9.1）。

表 9.1　CT 扫描和 MRI 诊断阑尾炎的价值

	敏感性（%）	特异性（%）
CT 扫查		
儿童	96.2	94.6
成人	89.9	93.6
磁共振		
儿童	97.4	97.1
成人	89.9	93.6

憩室炎

急性憩室炎通常表现为左下腹疼痛和压痛，伴有白细胞计数轻度升高和发热。急性憩室炎在女性憩室疾病中发病率高达 1.9%。多数患者为 50–60 岁，平均年龄 57.6 岁。多累及直肠乙状结肠，也可累及肠道的任何部分。

急性憩室炎的影像学诊断通常基于 CT 扫描结果。CT 扫描急性憩室炎最敏感的征象是肠壁增厚和脂肪浸润（图 9.5）。大肠壁厚＞4mm，小肠壁厚＞3mm。据报道，CT 扫描的准确率高达 98%。

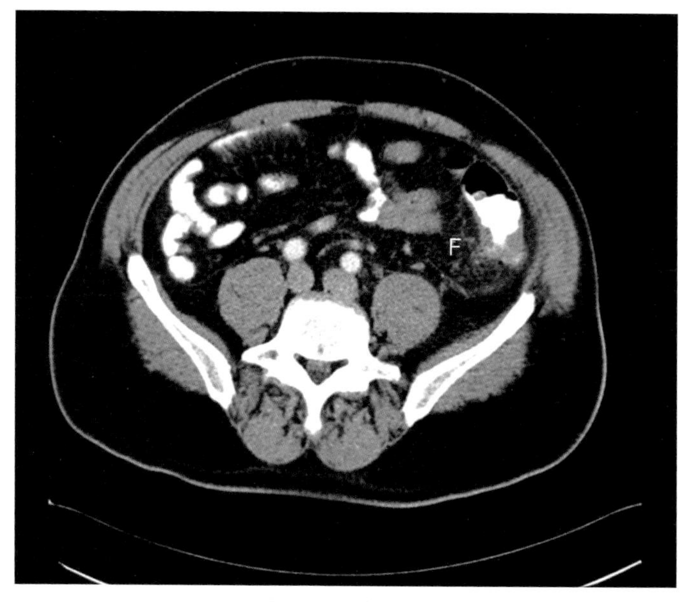

图 9.5　憩室炎

憩室炎的 CT 扫描。可见脂肪浸润（F）。

超声对诊断急性憩室炎也有一定的价值。急性憩室炎的超声表现包括肠壁增厚、结肠周围炎和炎性憩室（图 9.6）。经阴道超声在某些情况下有一定价值，特别是当憩室位于盆腔内时。

2008 年的一项 Meta 分析报告显示，CT 扫描和超声在敏感性（超声为 92%，CT 扫描为 94%）和特异性（超声为 90%，CT 扫描为 99%）方面具有相似的诊断价值。

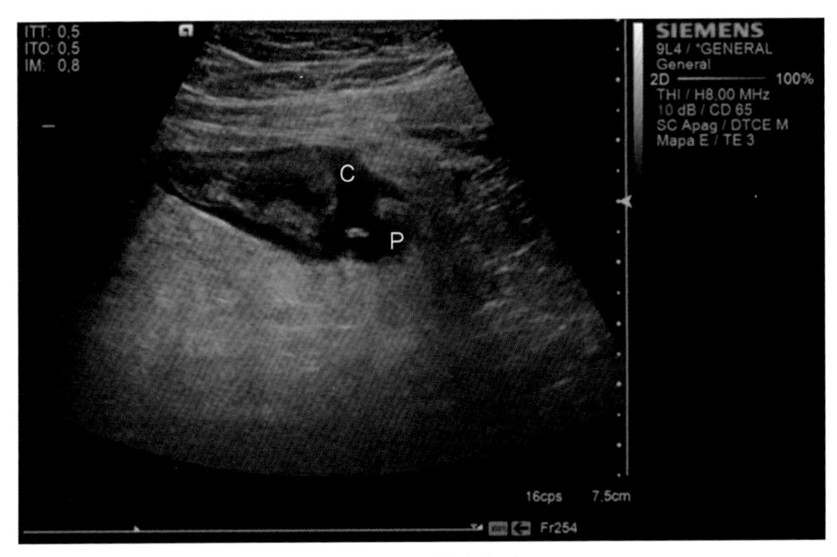

图 9.6　急性憩室炎

经腹部超声检测一例急性憩室炎，可见结肠壁增厚（C）和结肠周围炎（P）。

肠道炎性疾病

克罗恩病是一种累及肠道的慢性肉芽肿性炎症。疾病可能引起盆腔痛，累及直肠、乙状结肠，患者多数为年轻人。超声有助于诊断克罗恩病。超声可检测到肠壁增厚、肠系膜脂肪炎症、狭窄，甚至瘘管，也可观察到盆腔脓肿。

输尿管结石

超声检测肾结石具有较高的敏感性。然而，大多数输尿管结石位于输尿管远端的输尿管膀胱交界处。经腹部超声可以发现在输尿管壁内的许多结石。然而，在某些情况下，膀胱过度膨胀可能导致三角区向远端移位，使结石难以显示。

经阴道超声很容易识别壁内段的输尿管，显示率高达 93%。

扫查技术如下：膀胱不完全排空。首先，输尿管口应位于膀胱壁水平，略突向膀胱腔内，通过将经阴道探头向后和侧方移动（图 9.7），然后，探头在阴道内旋转的同时将探头向侧方和向前移动，就可以在膀胱壁内看到低回声带状的输尿管（图 9.8）。对输尿管喷尿的观察有助于识别输尿管口（图 9.9）。

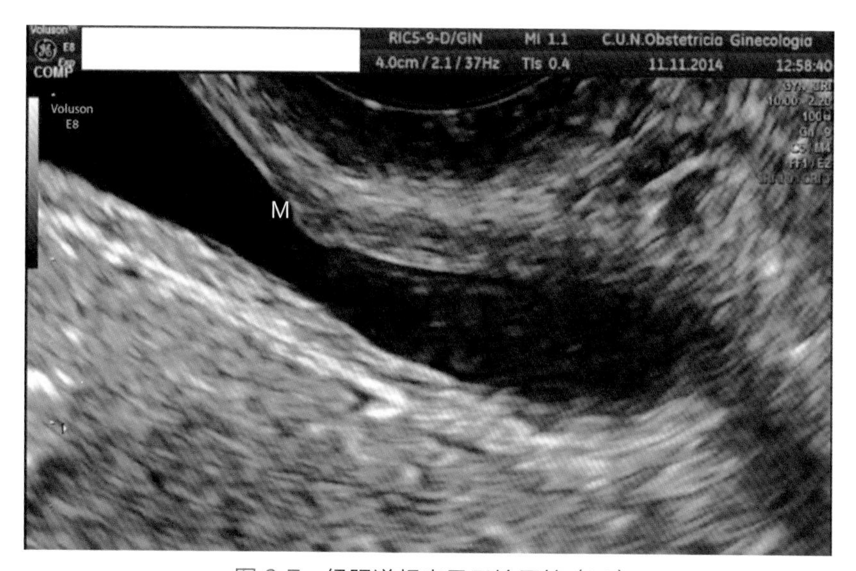

图 9.7　经阴道超声显示输尿管（M）

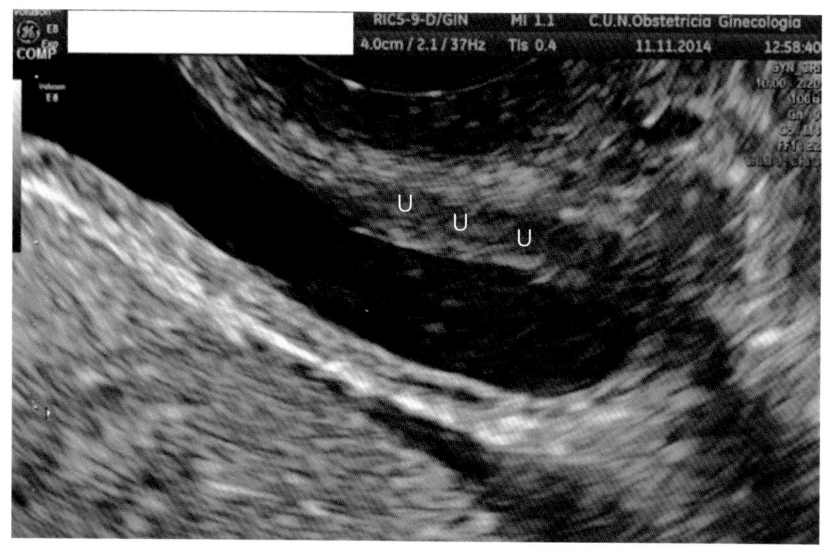

图 9.8　经阴道超声显示膀胱壁内的输尿管（U）

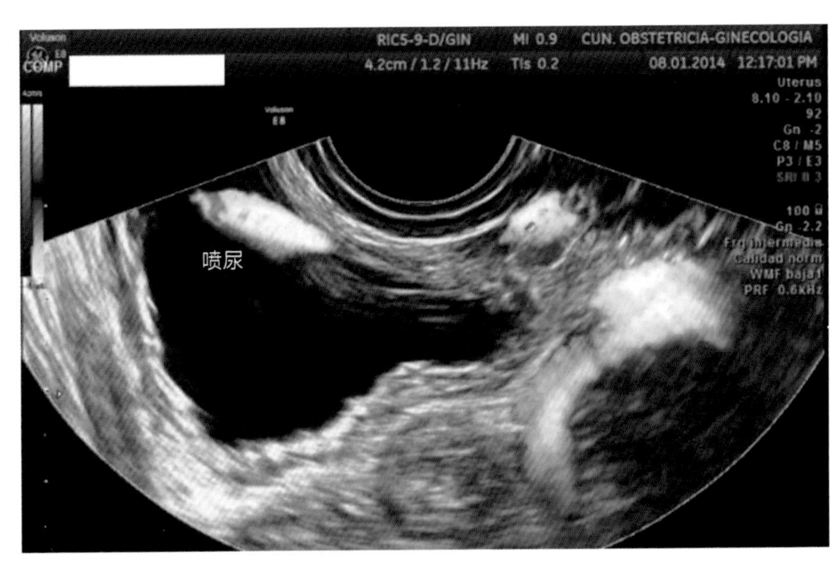

图 9.9　经阴道超声显示喷尿现象

输尿管结石常表现为圆形或椭圆形高回声占位，伴有声影（图 9.10 至图 9.12）。

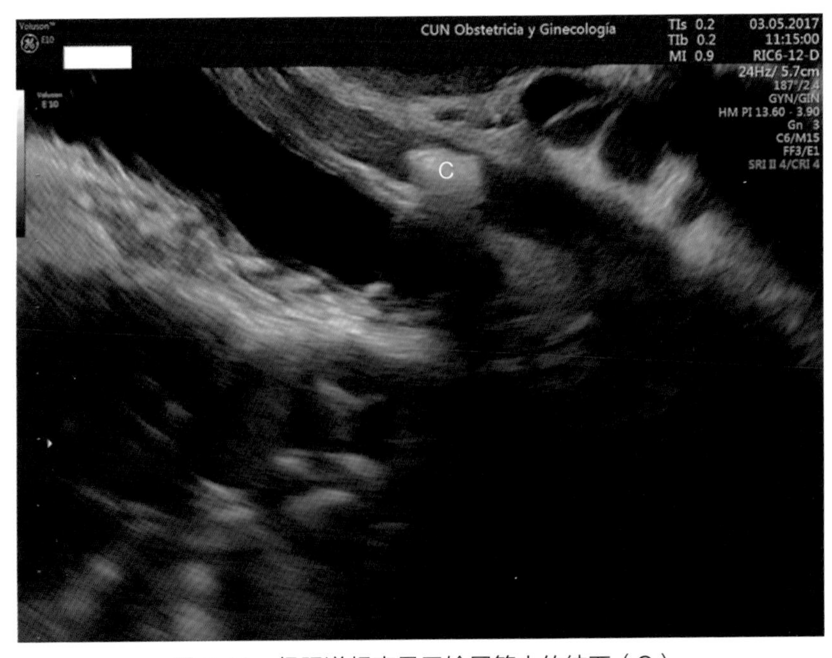

图 9.10　经阴道超声显示输尿管内的结石（C）

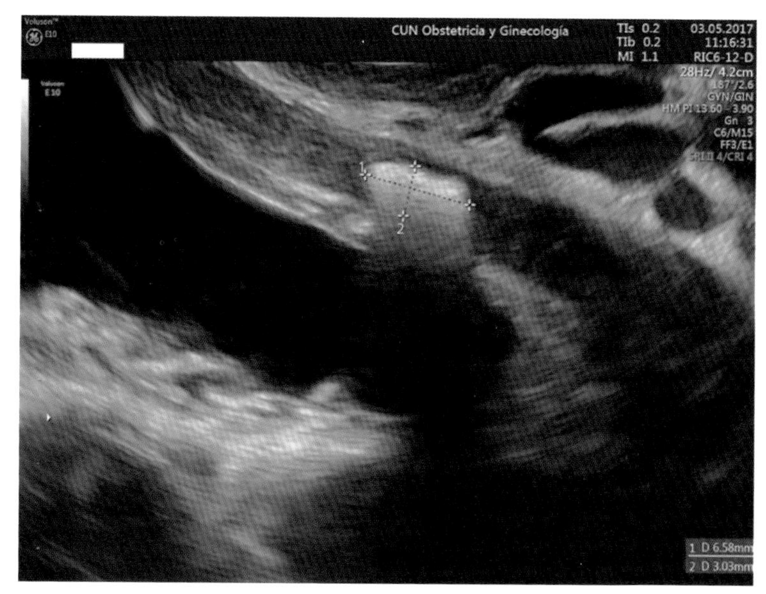

图 9.11　与图 9.10 为同一病例，测量结石的径线

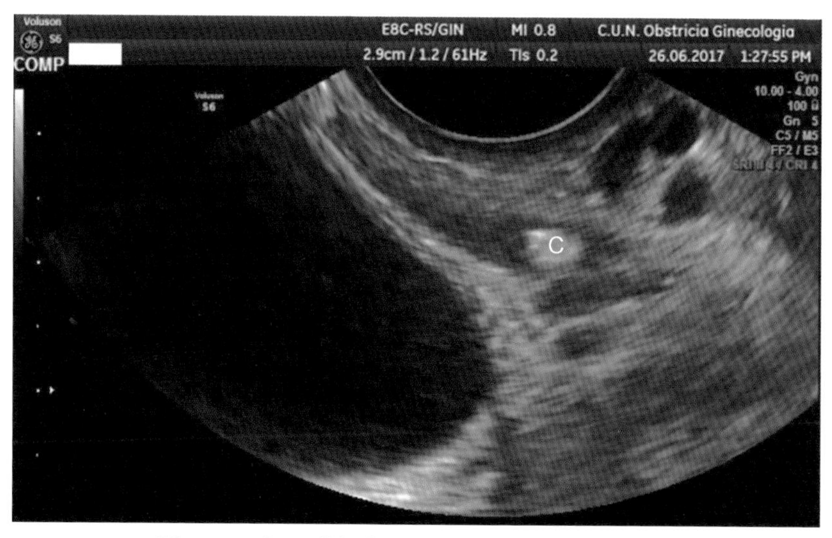

图 9.12　经阴道超声发现另一处输尿管结石（C）

早期研究表明，经阴道超声可能是检测输尿管远端结石的有效方式，特别是在经腹部超声结果正常或不确定的情况下。Laing 等在临床怀疑有输尿管结石的 13 例女性患者中，经阴道超声均可发现输尿管结石，经腹部超声仅 2 例发现结石。

Yang 等报道了一项回顾性研究，包括患有输尿管远端结石的女性 7 名和对照者 20 名。他们评估了两组患者的输尿管乳头（口）高度。发现了一个有趣的现象：

受累组输尿管乳头高度明显高于对侧及对照组输尿管的高度（中位数为 6.7mm 和 3.5mm）。

Mitterberger 等报道了一项前瞻性研究：包含 62 例临床怀疑输尿管结石的女性，比较了静脉尿路造影、经腹部超声和三维经直肠 / 阴道超声的结石检出率。输尿管镜检查确诊为输尿管远端结石的女性为 55 例。而静脉尿路造影、经腹部超声、经直肠 / 经腹三维超声的检出率分别为 71%、55% 和 100%。

最近，Holland 等报道了一项回顾性研究，包括其机构内表现为盆腔痛的 5594 例妇女。根据预先确定的扫查方案，对所有妇女都进行了经阴道超声检查，包括对远端输尿管的系统性评估。7 例女性（0.1%）患有输尿管结石，均由经阴道超声检查发现。

他们得出结论，经阴道超声对远端输尿管的评估应该作为妇科临床中女性盆腔疼痛标准评估的一部分。

膀胱病变

膀胱病变并不是盆腔痛的常见原因。然而，对于任何一个出现下腹痛的女性，应建议对膀胱进行评估。经阴道超声是评估膀胱的最佳方式。在评估膀胱和尿道时，需要适量到少量的尿液。建议探头应朝向前方，并且部分回撤。

此方法可以检测到不同类型的病变，如息肉（图 9.13）、癌（图 9.14）、输尿管囊肿（图 9.15）、子宫内膜异位症结节（图 9.16）和尿道病变（图 9.17 和图 9.18a、b）。

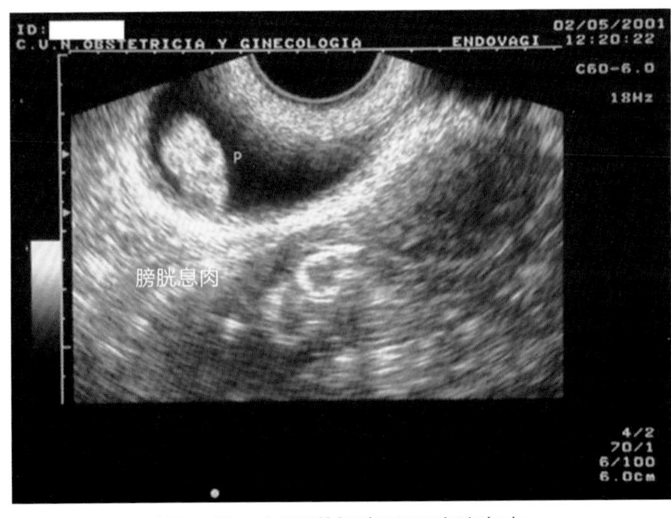

图 9.13 经阴道超声显示膀胱息肉

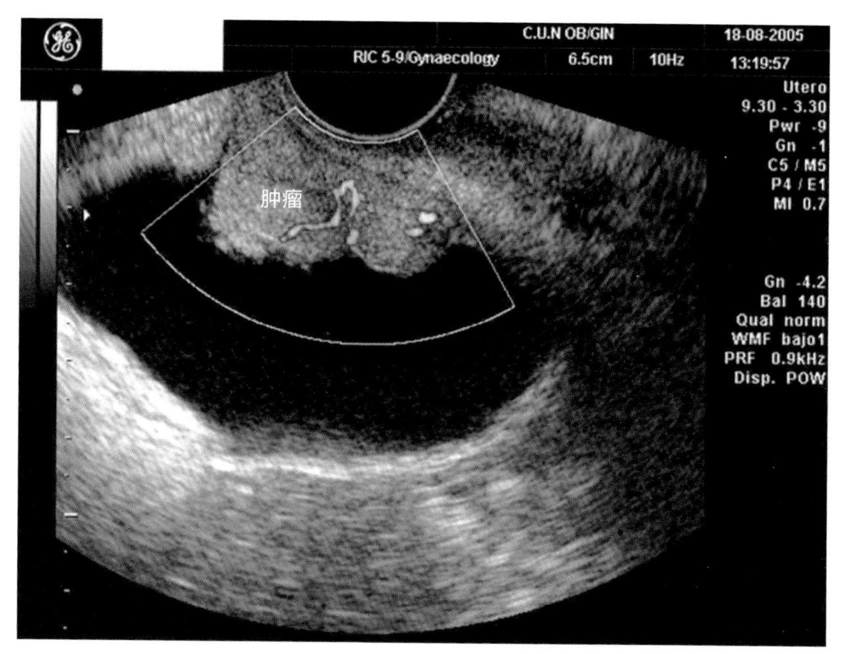

图 9.14　经阴道超声显示膀胱癌

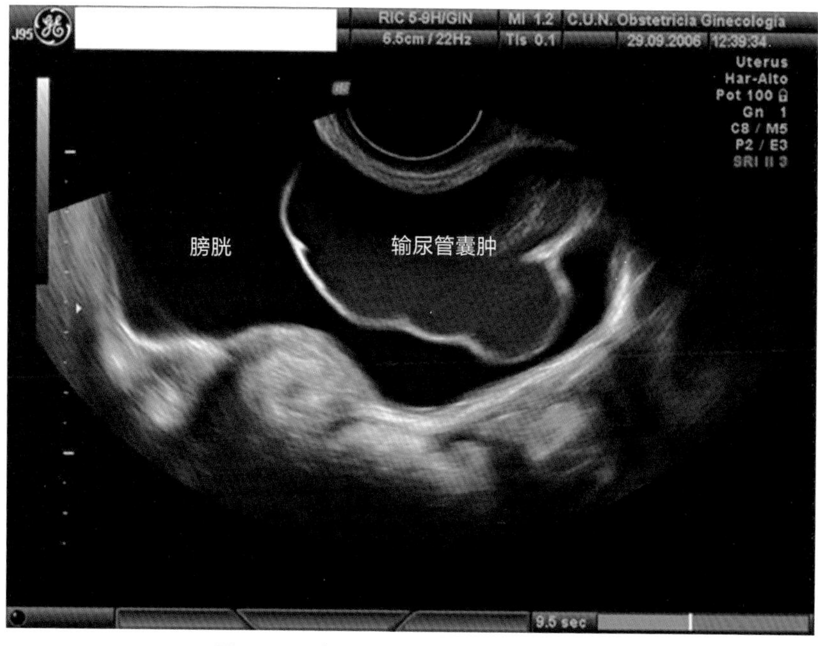

图 9.15　经阴道超声显示输尿管囊肿

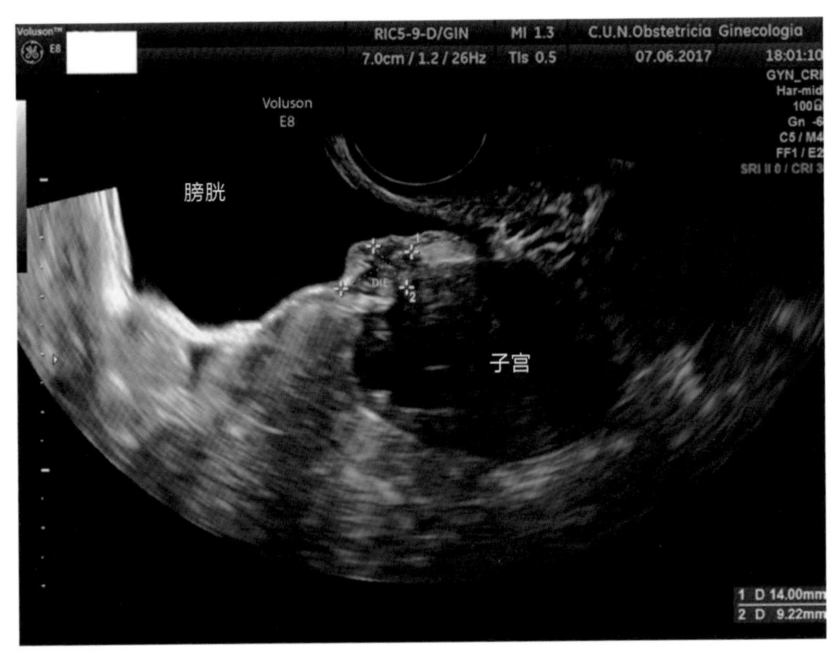

图 9.16　经阴道超声显示子宫内膜异位结节（DIE）累及膀胱壁

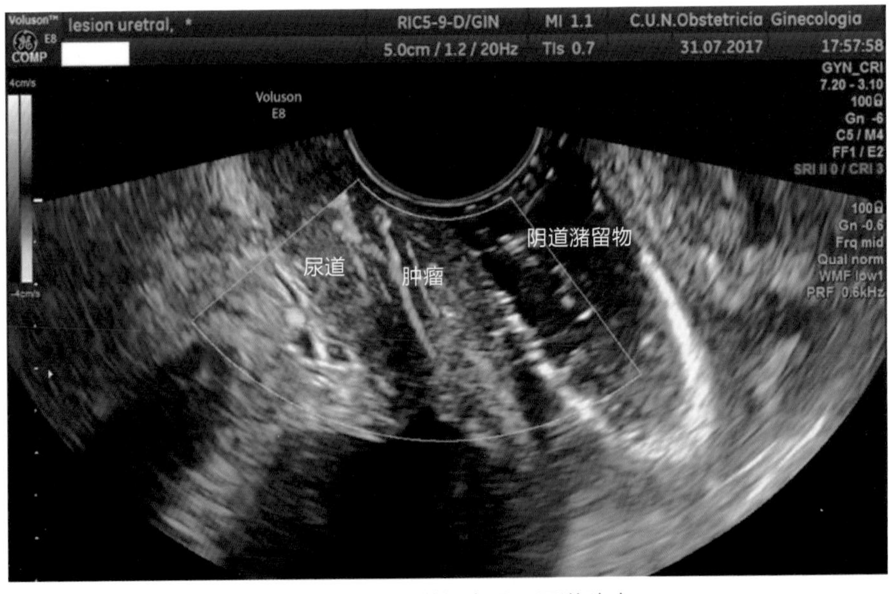

图 9.17　经阴道超声显示尿道肿瘤

(a)

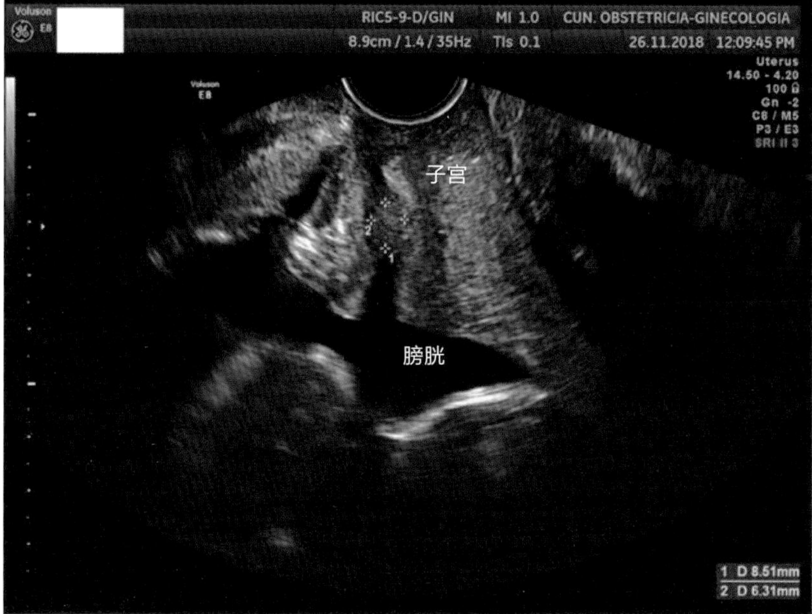

(b)

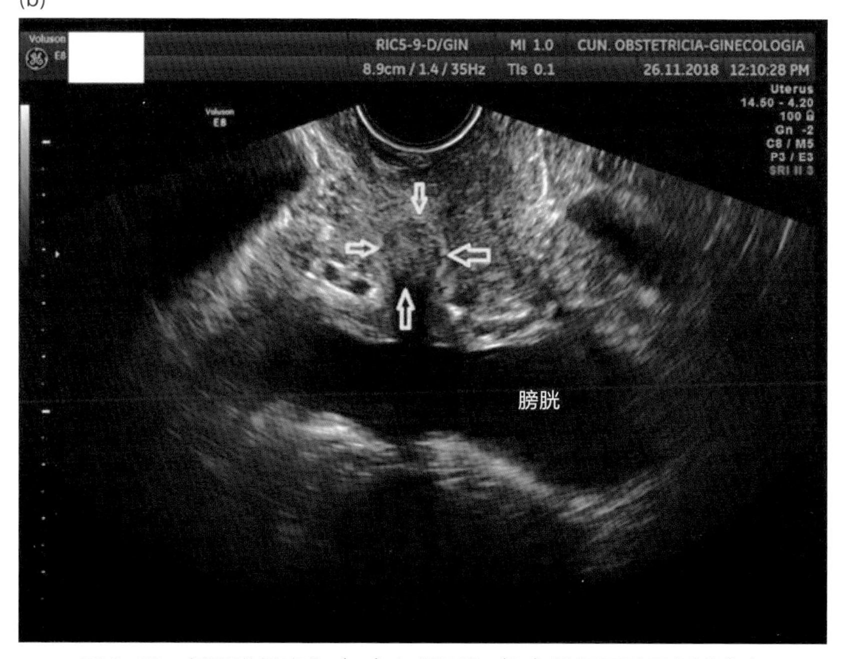

图 9.18　经阴道超声在（a）矢状面和（b）横切面显示尿道息肉

某些情况下，尿道吊带可能会穿透膀胱而导致盆腔痛（图 9.19）。

(a)

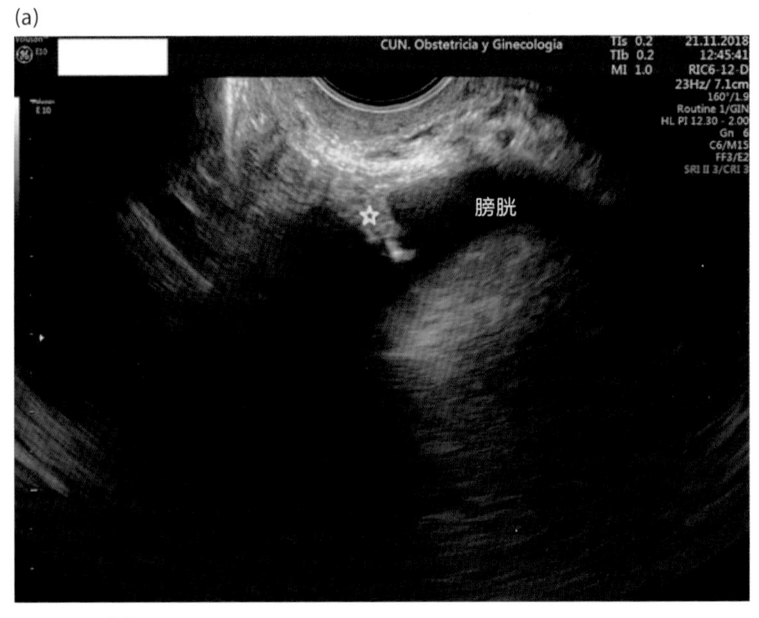

(b)

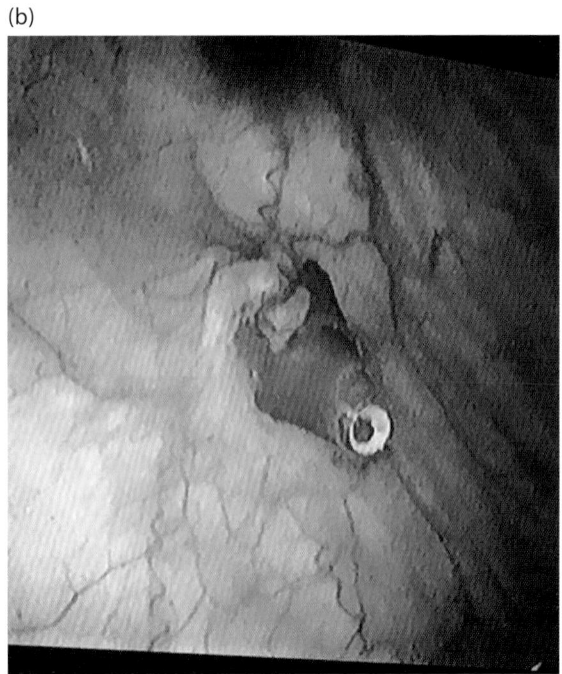

图 9.19 （a）经阴道超声显示尿道吊带穿过膀胱。（b）膀胱镜检查证实

盆腔淤血综合征

盆腔淤血综合征是一种可能引起慢性盆腔痛的临床疾病，其特征是盆腔内静脉曲张，主要累及子宫静脉丛。导致盆腔淤血综合征的主要原因是卵巢静脉和子宫静脉功能不全。

静脉造影被认为是诊断盆腔静脉疾病的金标准，但该技术有创，有电离辐射。基于此原因，出现了其他影像技术，如超声。

盆腔淤血综合征的超声表现主要是子宫周围静脉扩张（即所谓的盆腔静脉曲张）。这些扩张的静脉通常表现为多个无回声区，类似于多房的附件囊肿。因这些腔隙内可探及多普勒信号（图 9.20），因此使用彩色或能量多普勒有诊断价值。另一个征象是左侧卵巢静脉的扩张（通常直径在 6~7mm）。

(a)

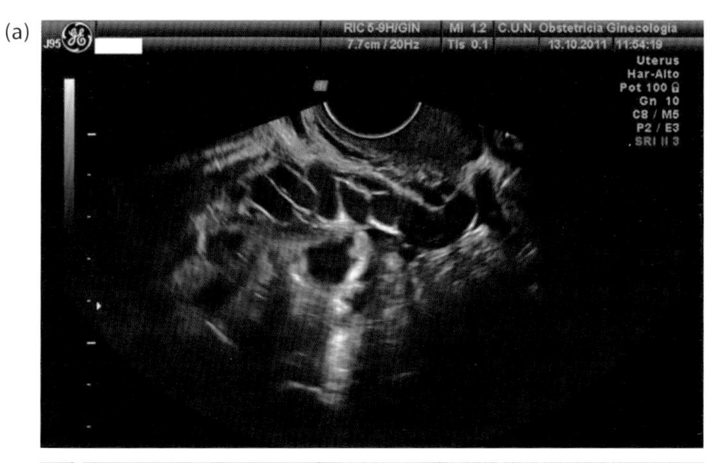

(b)

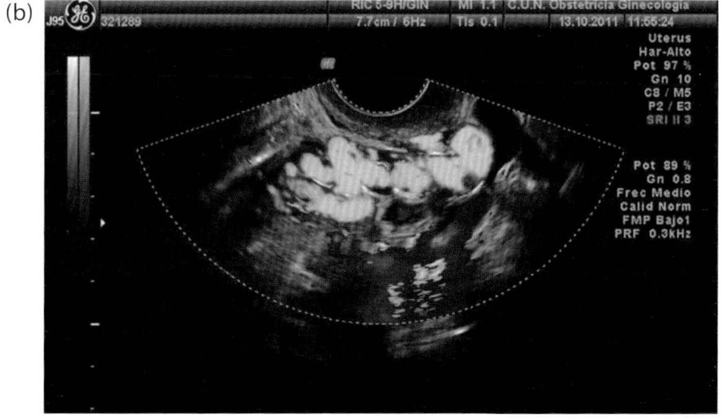

图 9.20　经阴道超声示拉长的多房囊性结构（a），能量多普勒显示该结构为盆腔静脉曲张（b）

MRI 和 CT 扫描也可用于评估女性盆腔淤血综合征。

最近的一项 Meta 分析显示，超声在敏感性（超声为 91%~100%，MRI 为 88%）和特异性（超声 100%，MRI 100%）方面的诊断价值与 MRI 相似。

超声由于其成本低，应用广泛，应成为首选检查方法。

非妇科来源的盆腔肿瘤

在盆腔，有很大一部分良性和恶性的肿瘤并非起源于子宫和附件。其中很多可能表现为盆腔痛。妇科医师在评估女性盆腔痛时应注意这些肿瘤。我们将回顾一些非妇科来源的盆腔肿瘤的超声特征。

直肠 - 乙状结肠癌

据报道，经阴道或直肠超声可发现直肠肿瘤，典型的超声特征是在直肠或乙状结肠管腔内发现有中等或丰富血管的不规则的实性肿块（图 9.21）。

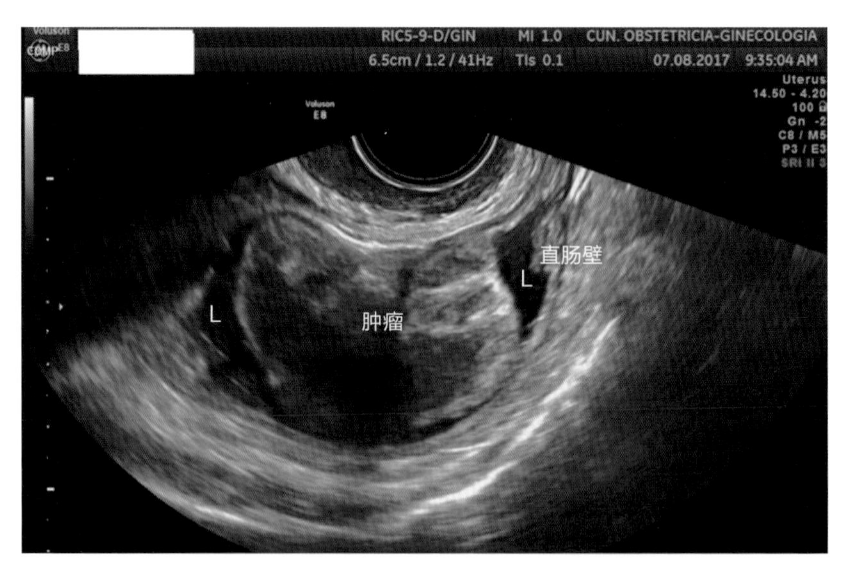

图 9.21 经阴道超声显示直肠癌（L 为直肠腔）

阑尾黏液囊肿

阑尾黏液囊肿是阑尾腔内胶状黏液物质堆积引起的阑尾囊性扩张。据报道，发病率较低（0.2%~0.3%）。阑尾黏液囊肿的超声特征为一个拉长的单房囊性结构，内部为混合回声（图 9.22），应与其他妇科肿瘤相鉴别。

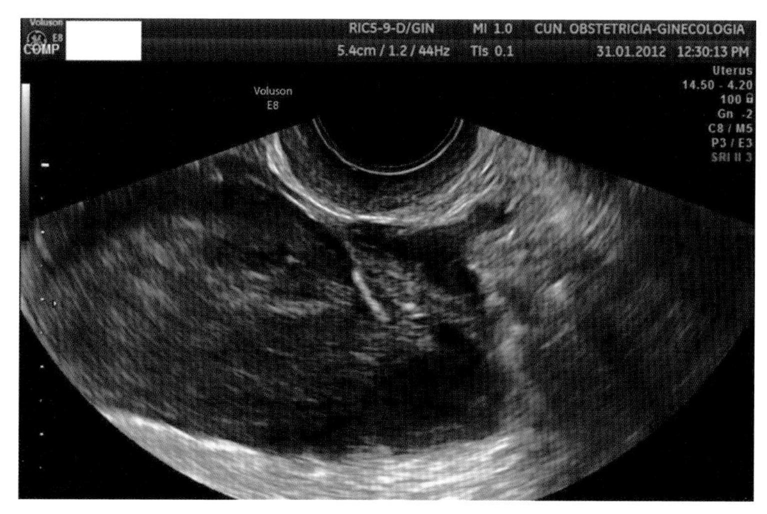

图 9.22　经阴道超声显示阑尾黏液囊肿，呈拉长单房囊性结构，呈混合回声

胃肠道间质瘤

胃肠道间质瘤（GISTs）并不常见，占所有胃肠道恶性肿瘤的 0.1%~1%。大多数患者年龄在 40 岁以上，年轻女性少见。GIST 的超声表现包括不均匀的实性肿块，内中等或丰富的血管（图 9.23）。应与其他妇科肿瘤进行鉴别诊断。

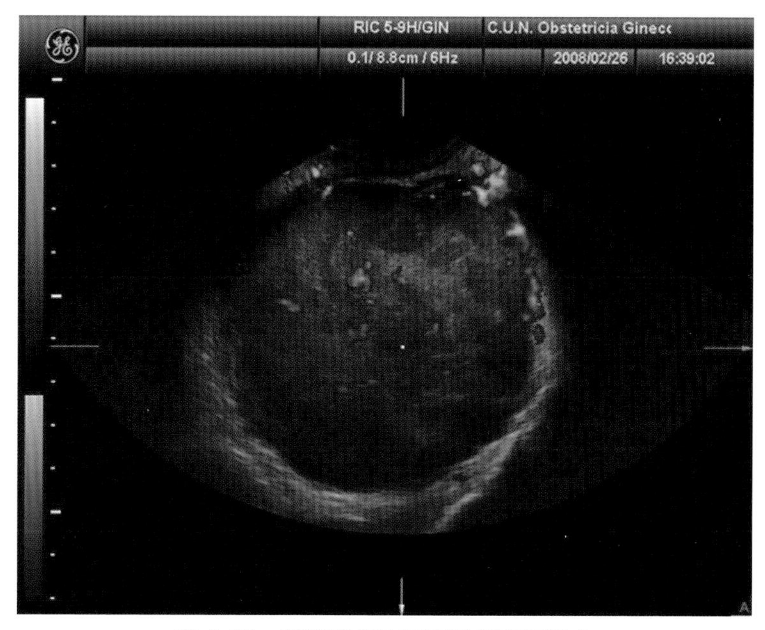

图 9.23　经阴道超声显示胃肠道间质瘤

表现为不均匀的实性肿块，有中等血管。

盆腔神经鞘瘤

神经鞘瘤是起源于神经鞘的神经源性肿瘤，盆腔神经鞘瘤占所有神经鞘瘤的1%~3%，常见于20–50岁的女性。关于盆腔神经鞘瘤超声表现的报道认为，肿瘤通常为大的多房囊性肿块（图9.24），应与其他妇科盆腔肿瘤鉴别诊断。

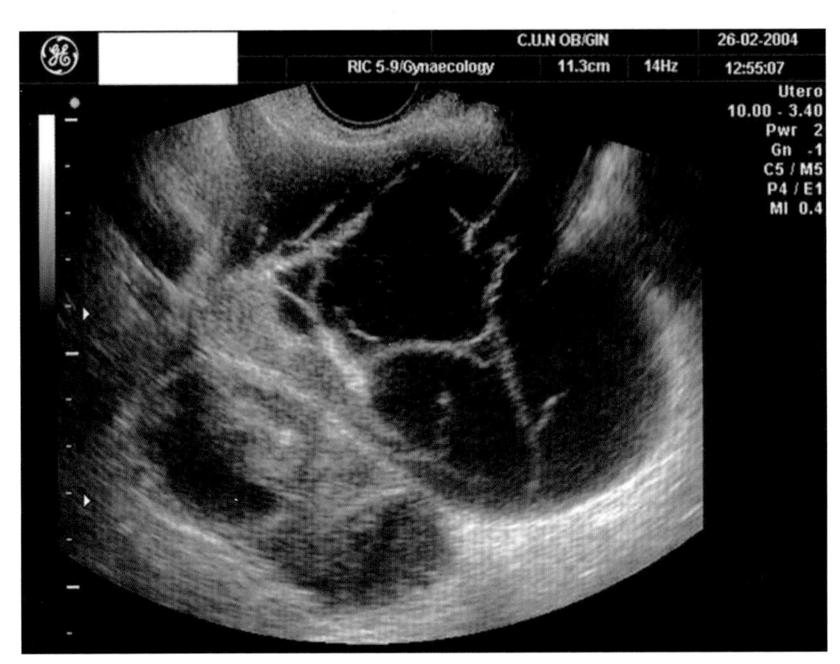

图9.24 经阴道超声显示神经鞘瘤表现为大的多房囊性肿块

盆腔淋巴囊肿

盆腔淋巴囊肿是妇科、泌尿系统恶性肿瘤淋巴结切除术后或肾移植后发生的并发症，妇科肿瘤手术中淋巴结切除术后淋巴囊肿的发病率约为20%，其中6%是有症状的（盆腔痛）。

盆腔淋巴囊肿的典型超声表现为髂血管上方且边界清楚的圆形或椭圆形薄壁、光滑的囊肿（图9.25）。

妇科肿瘤术后伴有盆腔痛的女性应考虑此病。经阴道超声对诊断很有价值。

特别是在手术未切除附件的情况下，应与盆腔内其他单纯性囊肿进行鉴别。

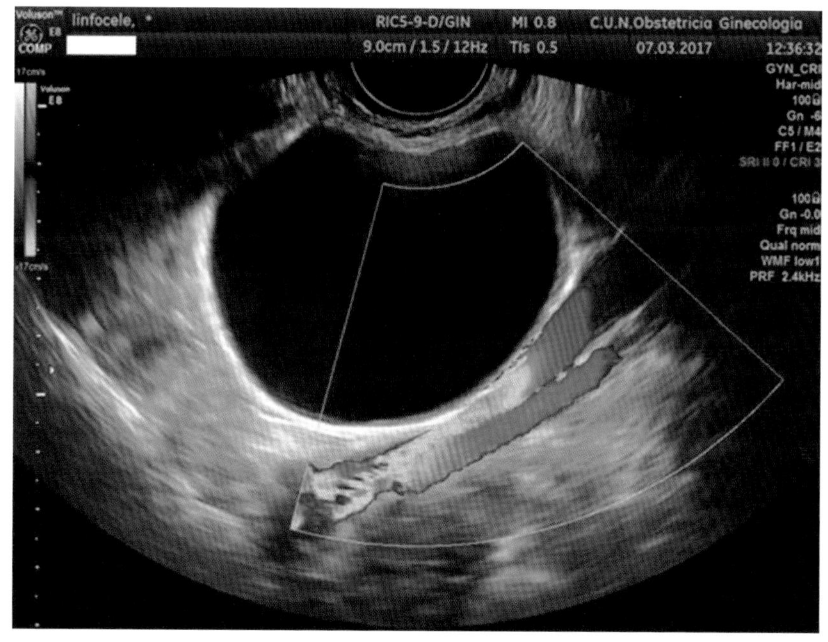

图 9.25　盆腔淋巴囊肿

经阴道超声显示盆腔淋巴囊肿，呈囊性无回声，位于髂外血管上方。

本书参考文献

请扫二维码